つらい不調が続いたら

慢性上咽頭炎《まんせいじょういんとうえん》を治しなさい

医師・医学博士
堀田 修

あさ出版

●**20年間、苦しんだ偏頭痛から解放され**て夢のようです。

（38歳・OL）

●3年前に風邪をきっかけに**後鼻漏**が始まりました。最初は副鼻腔炎と言われて薬を飲みました。お医者さんからは「副鼻腔炎はもう治ったので、あなたは気にし過ぎです」と説明を受けました。納得がいかず耳鼻科を何軒もまわり、内視鏡、CT、MRI、いろいろ検査しましたが、**どこへ行っても「異常はありません」と言われるだけで治ることを諦めていました。**最初のうちは痛くてけっこうつらい治療でしたが、**改善していくのが自分でも実感できた**ので頑張れました。周りからも「表情が明るくなったね」と最近よく言われます。

（45歳・主婦）

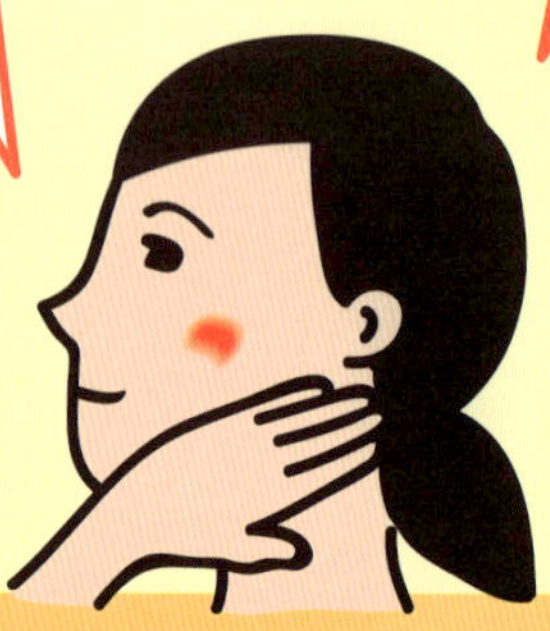

つらい不調が治りました！

●半年前に風邪をひいたのがきっかけで**咳が止まらなくなりました。**去痰剤などの薬を飲んでも改善せず、途中で胃食道逆流症を疑われて胃薬も処方されましたが症状は治まりませんでした。最後は気管支喘息としてステロイド吸入薬も使いましたがやはり駄目でした。**まさか、鼻の奥に原因があったとは！**　慢性上咽頭炎のことを調べて教えてくれた妻にも感謝です。仕事が営業職でお客様としゃべる機会が多く、咳にはとても困っていましたが、**今では何の不都合もありません。**

（42歳・会社員）

●**朝起きると体がとてもだるく**て、頭痛もつらくて学校になかなか行けませんでした。学校に行っても座っているのがつらくていつも早退していました。「喉グリグリ」のお陰で自転車に乗って高校に行けるようになり、無事、大学入試も乗り越えることができました。**この治療に出会えて本当によかった**です。

（19歳・学生）

本書はこういう不調に悩んでいる方のための本です。

□頭痛（偏頭痛、緊張型頭痛）
□起立性調節障害
□首こり・肩こり
□全身倦怠感・慢性疲労感（特に午前中）
□後鼻漏《こうびろう》
□嗄声《させい》（声枯れ）
□慢性咳嗽《まんせいがいそう》（せきぜん息）
□咽頭違和感（のどが詰まった感じ）
□顎関節障害《がくかんせつしょうがい》

□めまい（フワフワ感）
□不眠
□上背部重苦感
□羞明（光が眩しい）
□鼻閉（鼻づまり）、花粉症
□慢性痰
□咽頭痛
□全身痛
□多歯痛

□舌痛
□過敏性腸症候群（下痢、便秘、腹痛）
□思考力・記憶力・集中力の低下
□うつ
□月経異常
□IgA腎症《じんしょう》
□胸肋鎖骨過形成《きょうろくさこつかけいせい》、関節炎
□慢性湿疹
□機能性胃腸障害（胃もたれ）
□しびれ
□不安障害
□むずむず脚症候群《あししょうこうぐん》
□微熱
□ネフローゼ症候群
□掌蹠膿疱症《しょうせきのうほうしょう》
□炎症性腸疾患

そして、ここにあげた
不調の「おおもと」は、実は共通しています。

その「おおもと」は鼻の奥にあります。
その名前は、**上咽頭**《じょういんとう》。
左右の鼻の穴から吸い込んだ空気が合流して、
下の気管に向かって流れが変わる、
中咽頭へ通じる空気の通り道です。
この上咽頭が、慢性的に炎症を起こしている状態
「慢性上咽頭炎」《まんせいじょういんとうえん》**がさまざまな不調の原因**となっていると
考えられています。

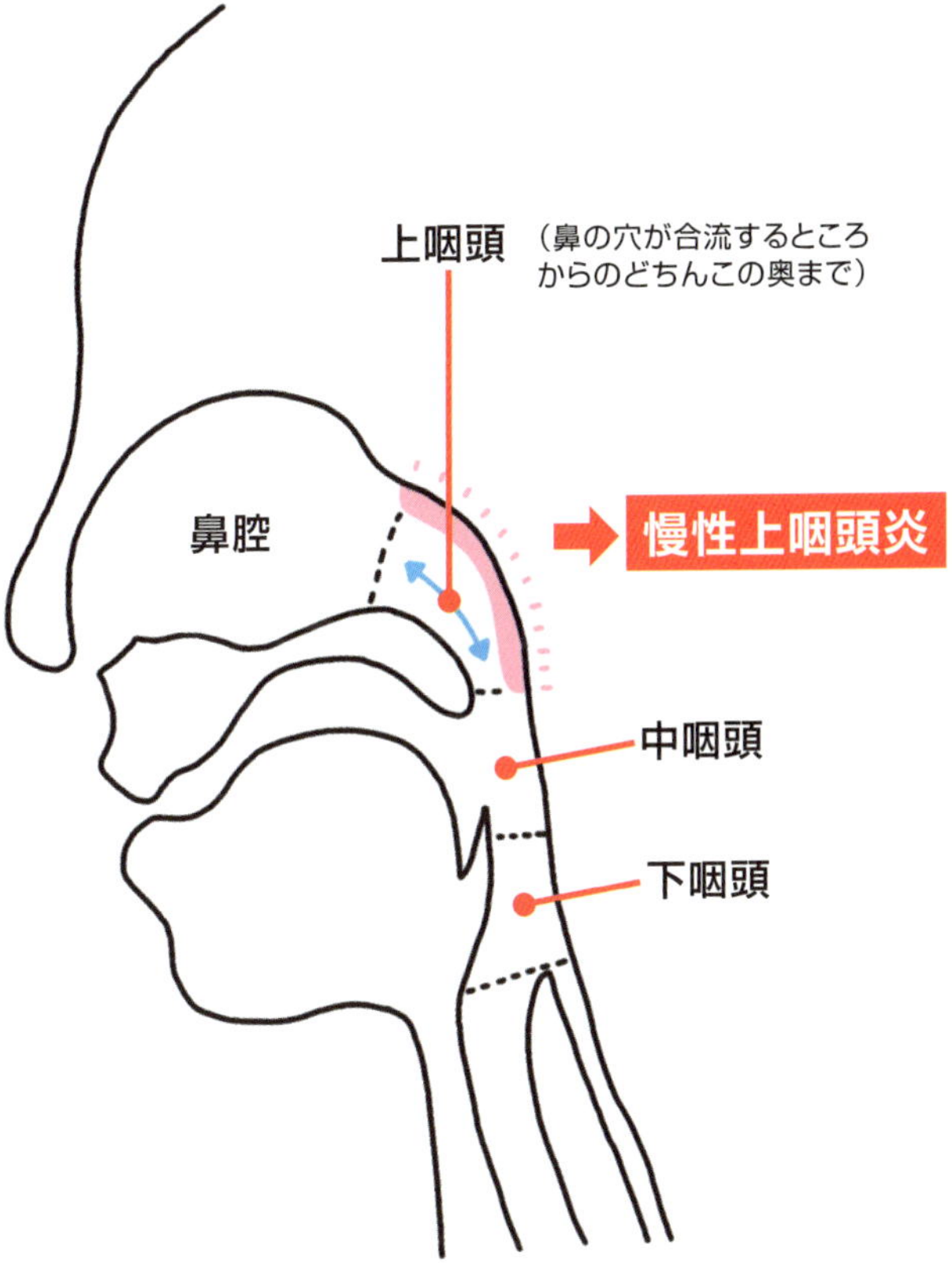
上咽頭
（鼻の穴が合流するところからのどちんこの奥まで）
鼻腔
慢性上咽頭炎
中咽頭
下咽頭

慢性上咽頭炎は、実にさまざまな体の不調と**密接に関連**しています。

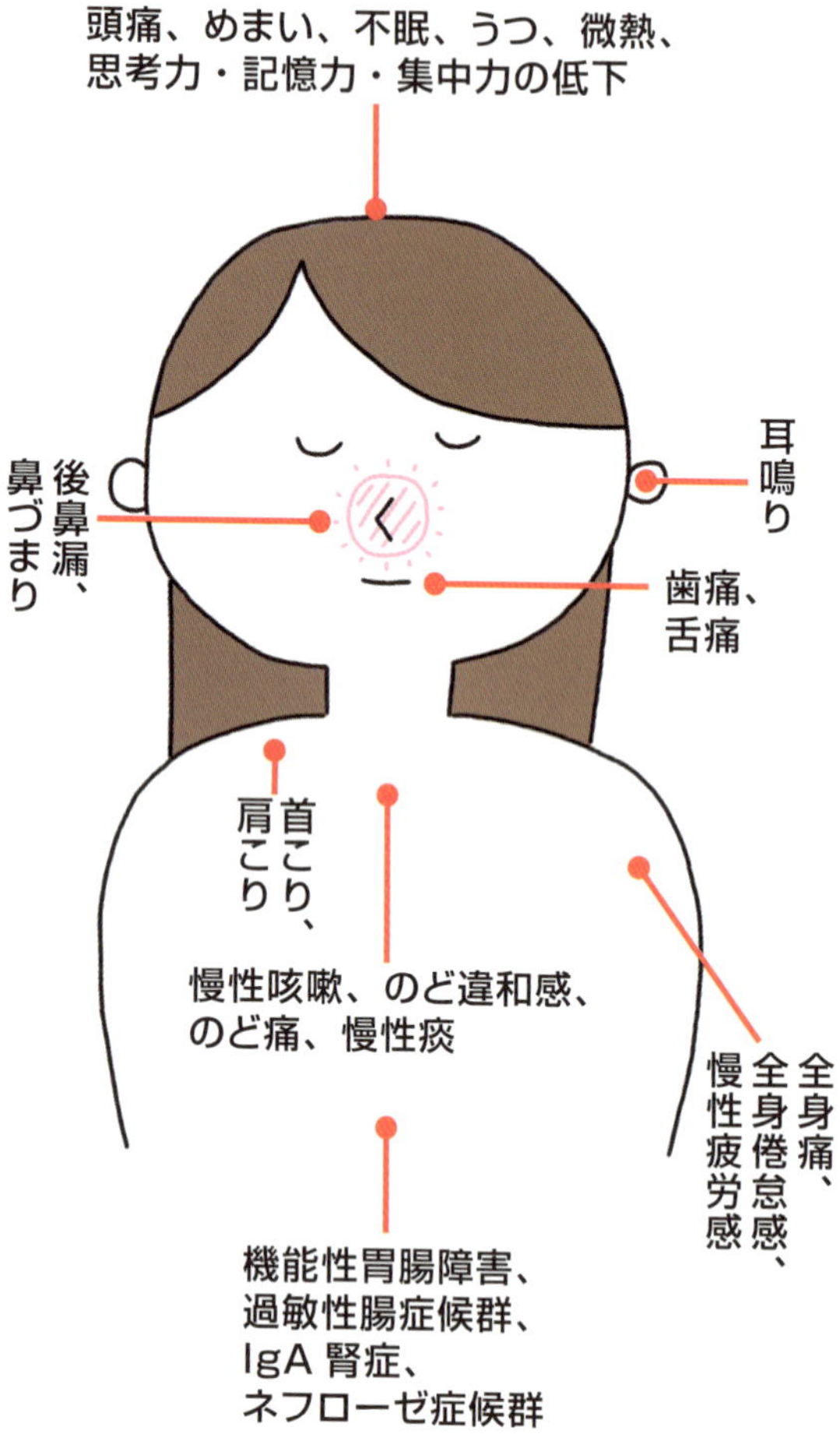

そして、慢性上咽頭炎を治すことで、
関連する症状が劇的に改善していきます。

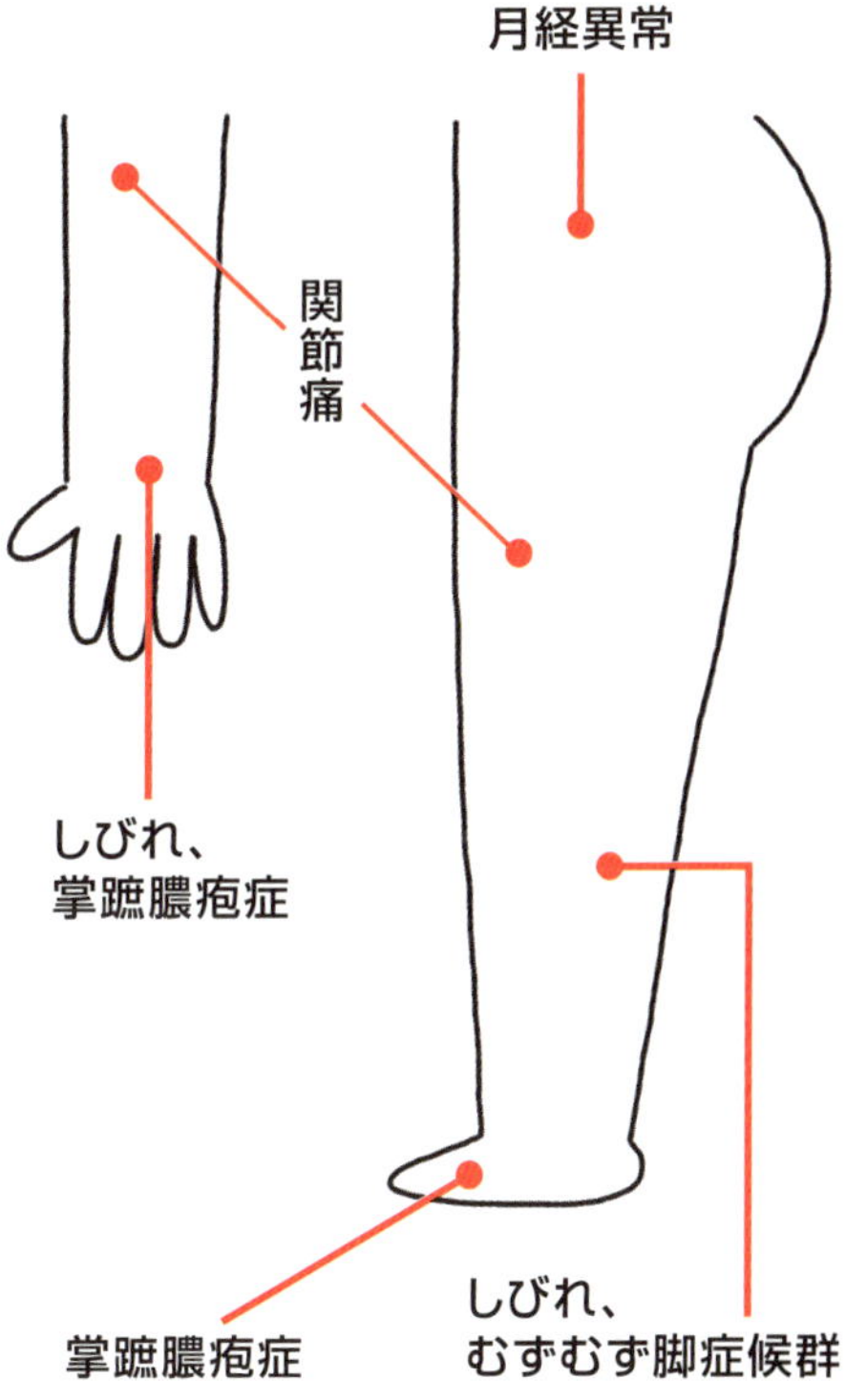

それでは、慢性上咽頭炎を治す方法をご紹介しましょう。
その方法は、「上咽頭擦過療法《じょういんとうさっかりょうほう》」と言い、
鼻から塩化亜鉛をしみこませた綿棒を入れ(❶)、
次にのどから綿棒を使って(❷)、
咽頭をこすりつけるだけです。
こすりつけるだけですが……

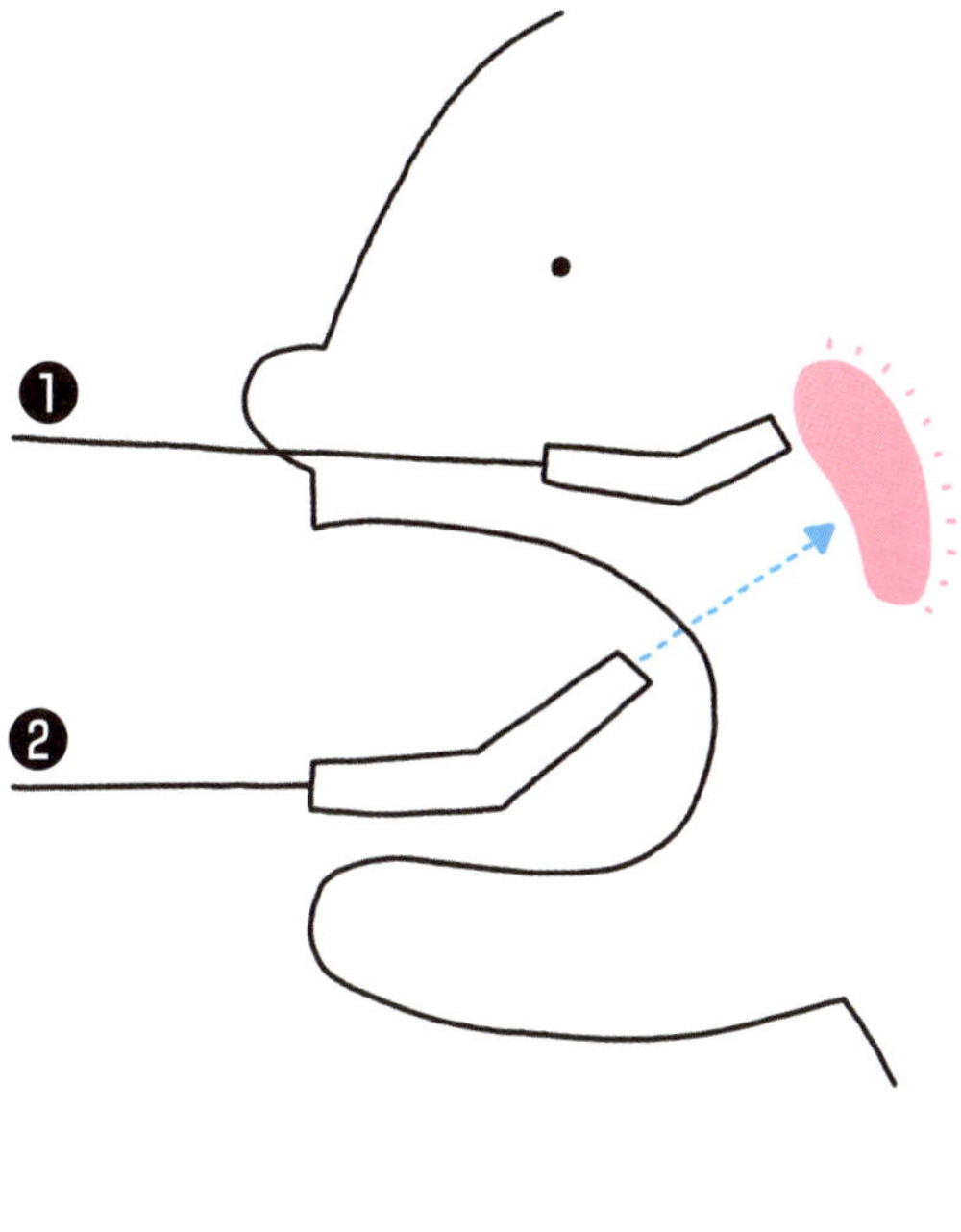
❶
❷

炎症があると
すごく痛いです。
すごく痛いですが、
効果はあります。

痛いのはちょっと、という
人には、痛くない方法もあ
ります。
上咽頭擦過療法に及びま
せんが、効果を実感できる
はずです。

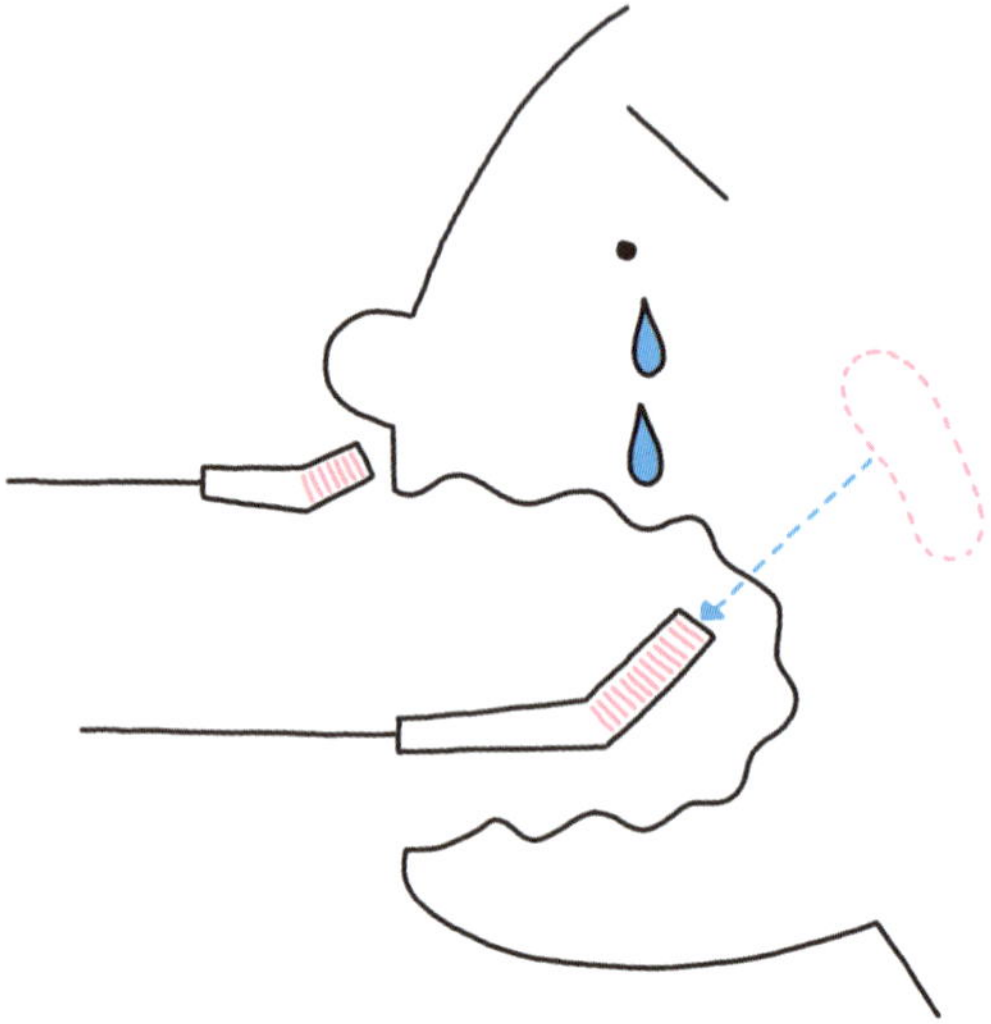

慢性上咽頭炎を自分で治す

①上咽頭洗浄
（→70 ページ）

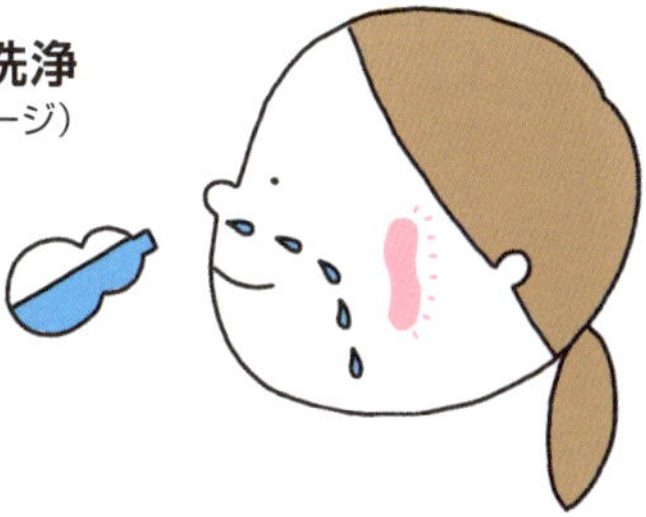

②鼻うがい（→75 ページ）

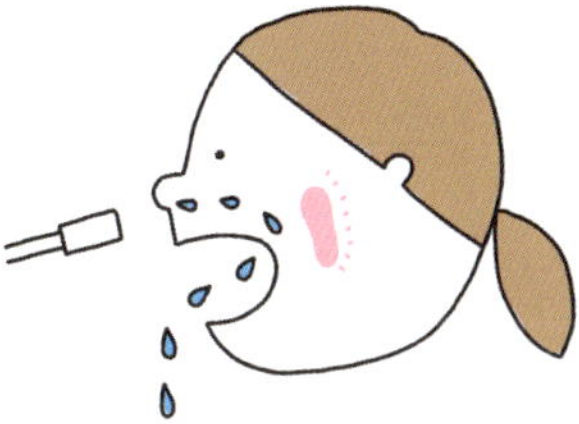

③首湯たんぽ（→78 ページ）

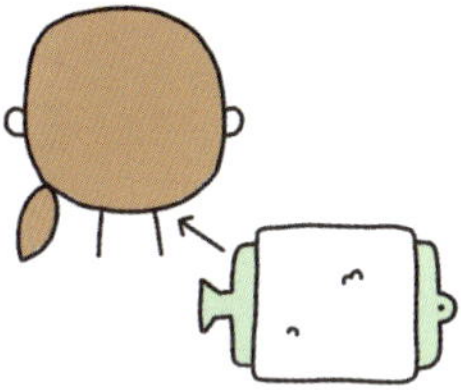

④口テープ（→81 ページ）

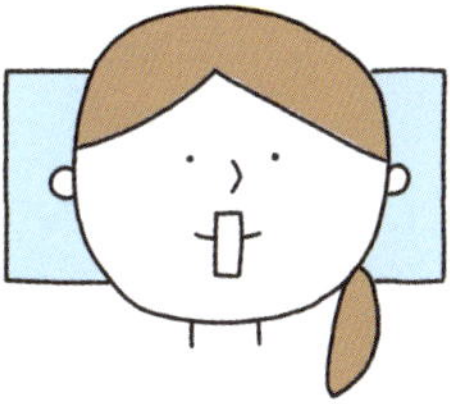

⑤舌を上あごに（→84 ページ）

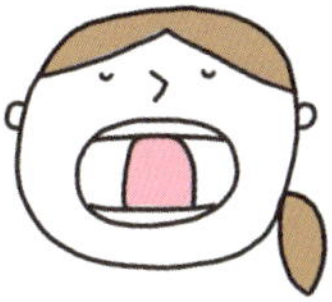

⑥口腔ケア（→89 ページ）

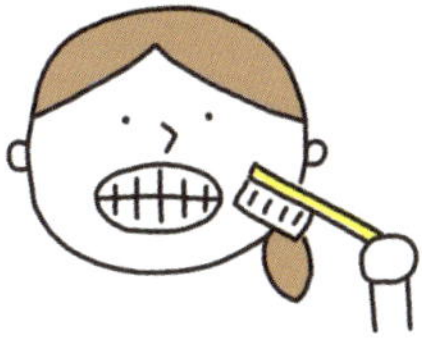

慢性上咽頭炎の有無は、病院で調べるのが確実です。

巻末に慢性上咽頭炎治療に対応した病院の一覧を掲載していますが、自分で調べることもできます。

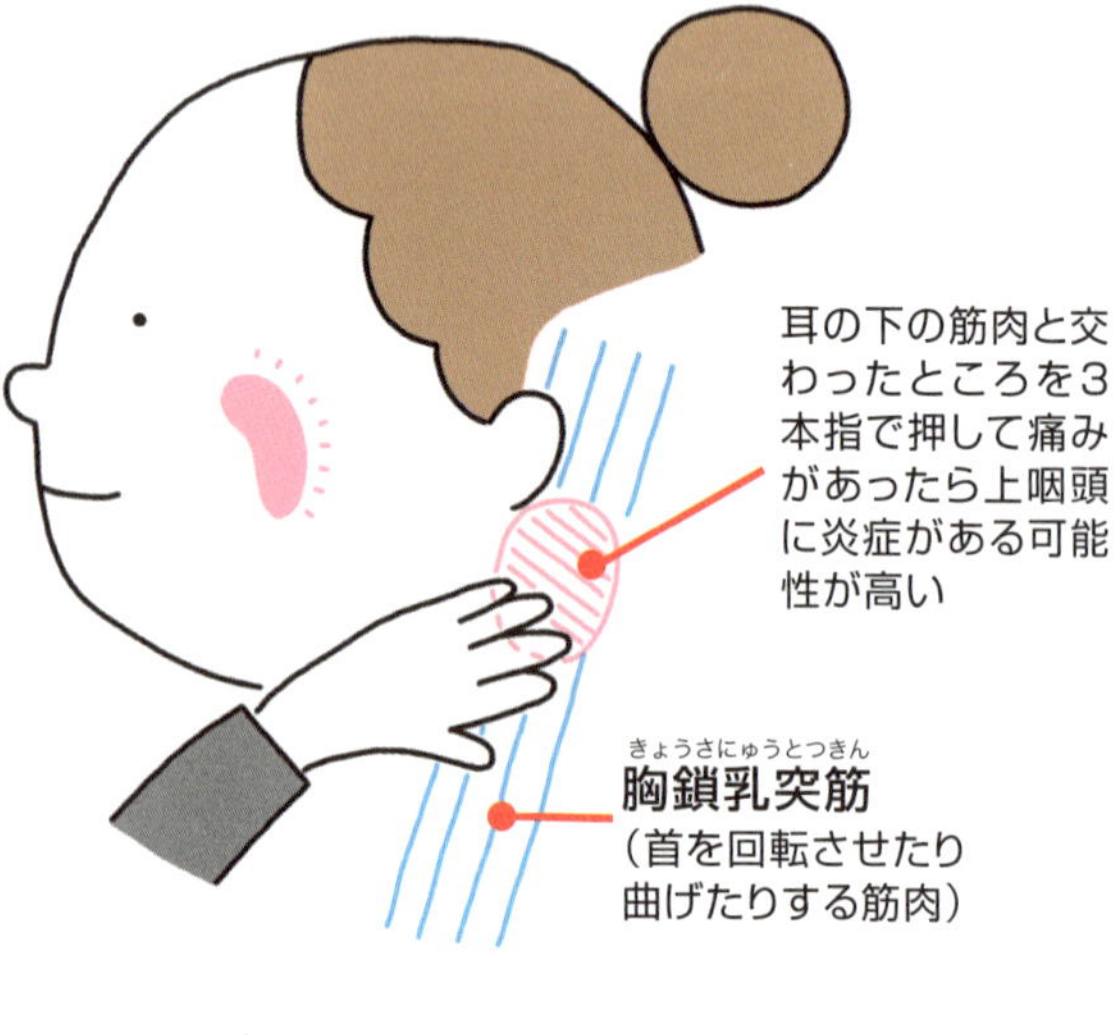
耳の下の筋肉と交わったところを3本指で押して痛みがあったら上咽頭に炎症がある可能性が高い
胸鎖乳突筋《きょうさにゅうとつきん》
（首を回転させたり曲げたりする筋肉）

もしも、つらい不調が
続いているなら、
慢性上咽頭炎を
治しましょう。

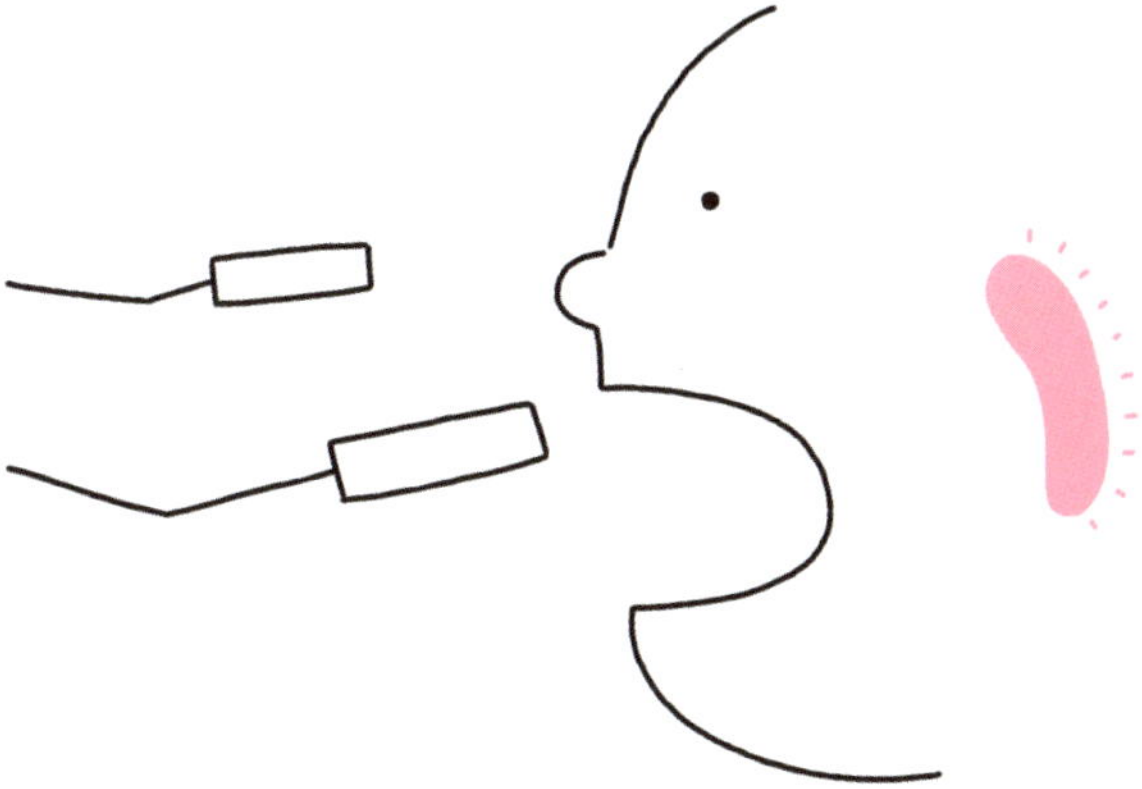

痛いけど
ききます。

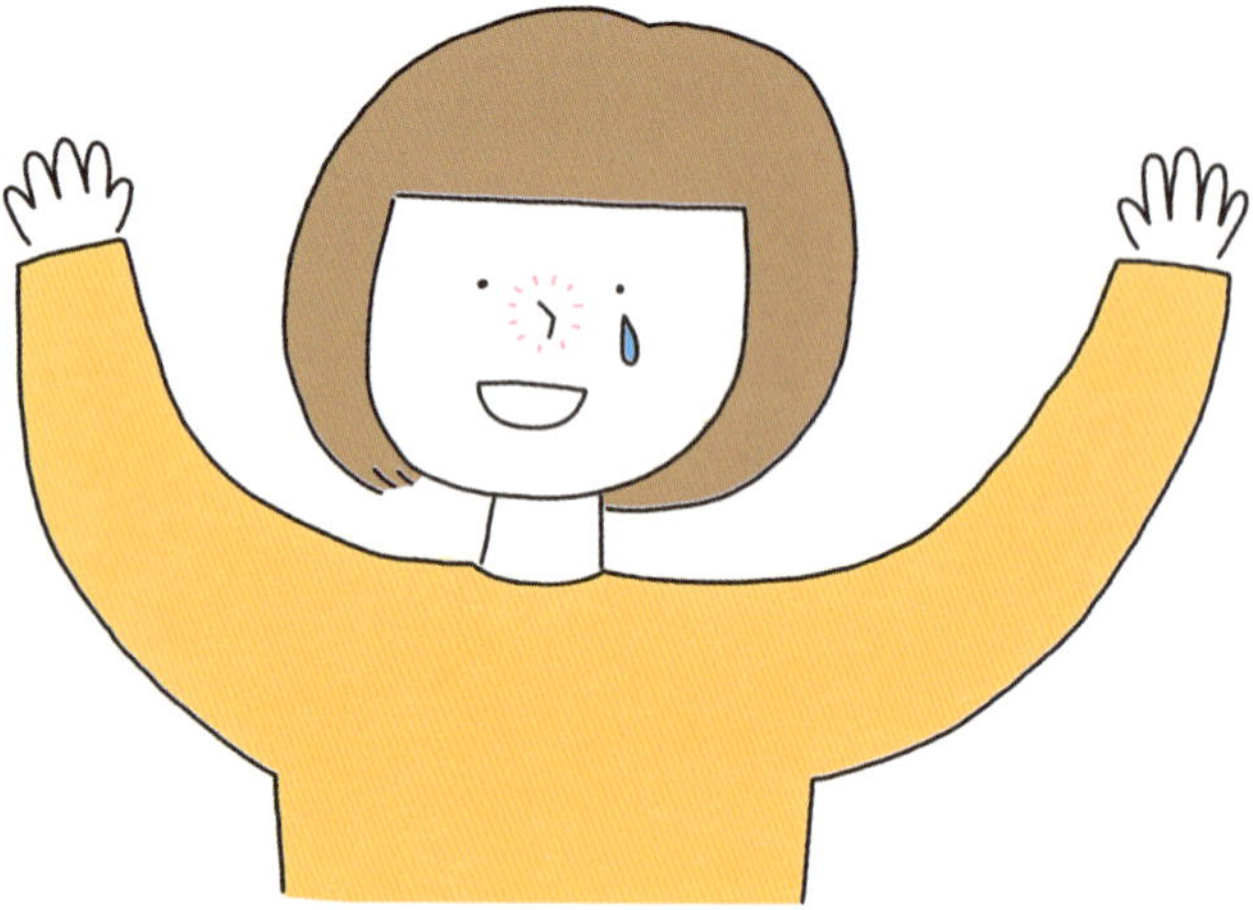

はじめに

〝のど〟や〝鼻〟の専門家である耳鼻科医ではなく、内科医である私がこの本を執筆する理由について、最初にお話をさせてください。

「唾《つば》をのみ込むときにのどが痛くてつらい」
「のど飴をなめても、のどの痛みがいっこうに改善しない」
「風邪《かぜ》は治ったはずなのに、咳がいつまでも続いている」

このような経験は誰にでもあると思います。なかには、周りに風邪をひいている人がいないのに、季節に関係なく「年中風邪をひいている」ことに辟易《へきえき》している人もいるでしょう。

「鼻水がのどを流れて落ちてくる（後鼻漏《こうびろう》）」、あるいは**「のどの詰まった感じ」**が気になって耳鼻科を何軒も受診した。ところが、どの医師からも「異常はありません」「気にし過ぎです」と一蹴《いっしゅう》されて、治ることを途中で諦めてしまった。

悩みごとがあるわけではないのに**「頭痛」「不眠」「全身のだるさ」「首こり、肩こり」「立ちくらみ」「体がフワフワした感じ」**などの不快な症状ために、気分がふさぎがちな毎日を送っている。

胃内視鏡検査では軽い胃炎程度でたいした異常はないのに、いつも**「胃がもたれる」**、あるいは**「下痢」「腹痛」**などのおなかの症状に悩まされている。

風邪やインフルエンザをきっかけに**「血尿」**が出たり、あるいは**「手のひらと**

足の湿疹《しっしん》」が悪化した。風邪をひいた後に「**関節痛**」「**蕁麻疹《じんましん》**」が始まっていつまでも治らない。

このような悩みを抱えている人も、本書を手に取った方の中にはきっといると思います。

こうした一見、それぞれが全く関係なさそうな、**様々な症状の根本原因が、実は鼻の奥の上咽頭《じょういんとう》という部位の慢性炎症である「慢性上咽頭炎《まんせいじょういんとうえん》」**だと言われたらあなたは驚くでしょうか？

「痛いのは〝のど〟なのに原因は〝鼻の奥〟？」

なんだか不思議な現象です。ところで、人間の体では、実際に異常を起こしているところとは異なる部位に異常を感じることがあります。

それが**「関連痛《かんれんつう》」**です。関連痛とは**障害の起きた箇所から発せられる痛みの信号を障害のない別の部位からの信号であると脳が勘違いすることによる痛み**です。

例えば、心臓発作は、本来なら胸の左側が痛くなると考えがちですが、初期段階では左小指の痛み、左腕または首やあごが痛いと感じることがあります。また、胆石発作《たんせきほっさ》を右肩のこりや痛みとして感じることも知られています。

上咽頭は刺激を伝達する神経線維が豊富な部位で、内臓に広く分布する迷走神《めいそうしん》経《けい》と、主にのどに分布する舌咽神経《ぜついんしんけい》の両方がはりめぐらされているため、脳が勘違いして鼻の奥を、のどと感じるのだろうと考えられます。

実際、のどの痛みを訴えて受診した患者さんの上咽頭を綿棒でこすると、のどには全く触れていないのに「そこです！　のどの痛い場所に当たっています！」

鼻の炎症なのにのどが痛く感じる

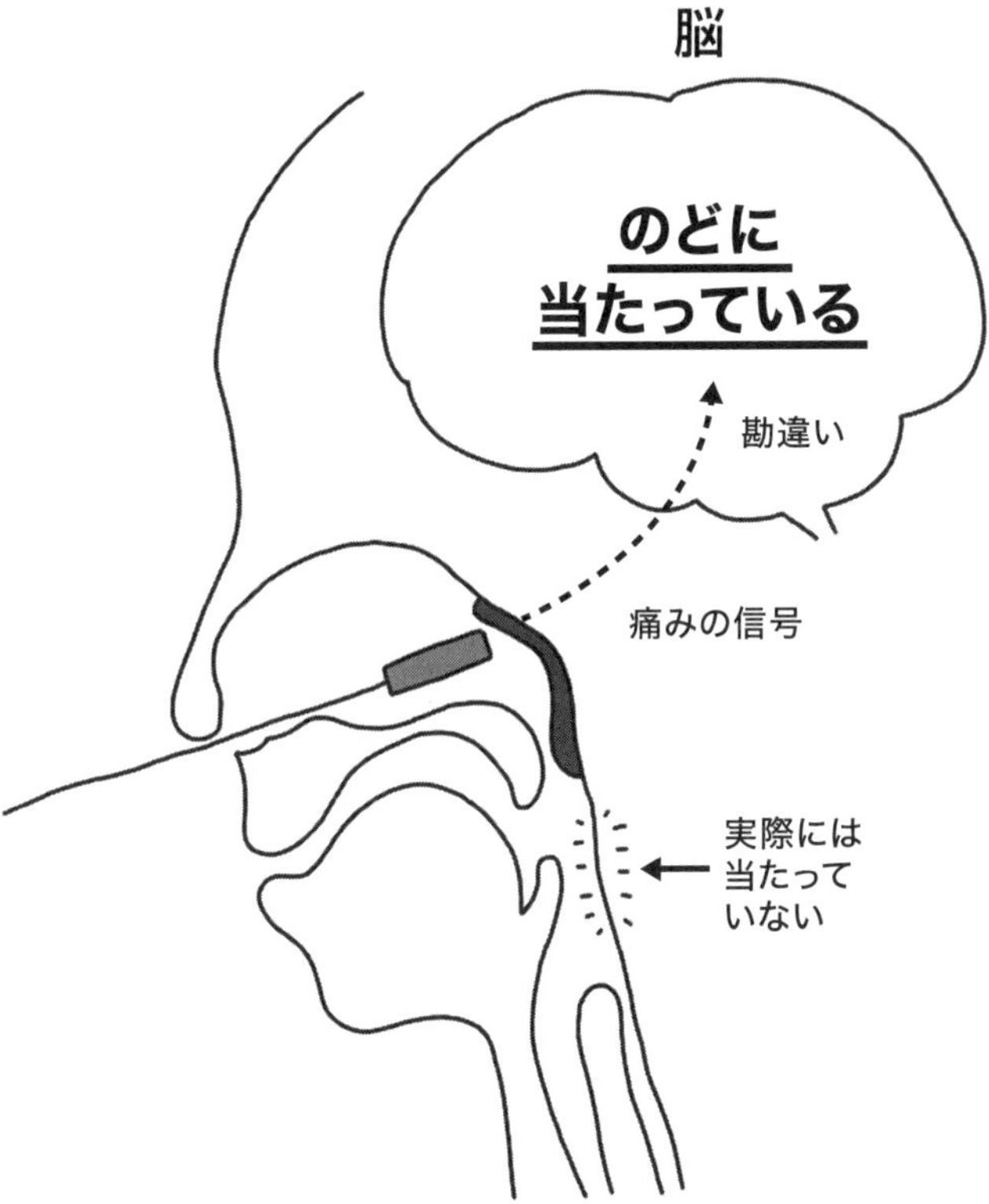

という声が返ってきます。

では、鼻の奥の上咽頭の炎症がどうして「頭痛」「めまい」「倦怠感《けんたいかん》」「胃腸障害」「血尿」「湿疹」「関節炎」等、様々な症状と関連するのでしょうか？

実はこの不思議な現象は今から50年ほど前に日本で注目されたことがありました。その当時に活躍したのが山崎春三先生と堀口申作先生で、二人はそれぞれ大阪と東京にある大学病院で耳鼻咽喉科の教授をされていました。残念ながら当時は今ほど医学が発展していなかったため、上咽頭と全身の症状との関連について、科学的に証明をすることが十分にはできませんでした。

「やってみた。効いた。治った。」という「3た論法」は、科学を重んじる医学の世界では通用しません。

その結果、一時期、特に耳鼻咽喉科医師の間で注目を集めた慢性上咽頭炎という概念は（当時は「鼻咽腔炎《びいんくうえん》」と言われることが一般的だったようです）、1980年代以降、医療の表舞台から姿を消しました。

現在、耳鼻咽喉科の教科書への記載はなく、もちろん、医師国家試験に出題されることもありません。ですから、ほとんどの若い医師は、耳鼻咽喉科医ですらこの「慢性上咽頭炎」という概念を知りません。

私は1983年に医学部を卒業して以来、腎臓内科医として当時は不治の腎臓病とされたIgA腎症《じんしょう》の根治治療の開発に取り組んできました。その過程で、今から十数年前に慢性上咽頭炎という概念を知り「IgA腎症患者が感冒《かんぼう》（風邪）により血尿を引き起こす謎」が自分の中で解けました。

当時は周りの耳鼻科医に慢性上咽頭炎の話をしても取り合ってもらえなかったため、1960年代、70年代に発表された山崎先生、堀口先生らの論文を取り寄せて勉強しました。そして、自らの臨床経験に照らしあわせてみて、慢性上咽頭炎が極めて重要な概念であることを確信し、内科医という門外漢でありながら慢性上咽頭炎の臨床と研究に励みました。

そして、臨床を日々重ねるにつれて、慢性上咽頭炎の概念の重要さを世の中に向けて再び発信しなければという思いが湧いてきました。

幸い、私の活動に関心を持ってくださる出版社から機会を頂戴し、これまでに一般向けの『病気が治る鼻うがい健康法～体の不調は慢性上咽頭炎がつくる』（2011年、KADOKAWA）と、医療従事者向けの『道なき道の先を診る』（2015年、医薬経済社）を上梓することができました。これらの書物の力は微力ではありましたが、近年、慢性上咽頭炎という概念が世間で少しずつ注目を集めるようになっています。

一般向けに、おそらく日本で最初に出版された慢性上咽頭炎に関する書籍である『原因不明の病気が治る～Dr．堀口のBスポット療法』（光文社）の中古本は、2007年に私がネットで購入した時は1000円で売られていましたが、10年経過した今日では約1万円のプレミア本になっており、このことからも、その注目の高まりがうかがえます。

私が以前に勤務していた仙台社会保険病院（現・JCHO仙台病院）は腎臓病診療で知名度が高く、IgA腎症の診療実績を積むには大変恵まれていました。ところが、大きな病院の腎センターという腎臓病に特化した部門で慢性上咽頭炎が関連する様々な病態の患者さんの診療を行うことは困難でした。

一方、私がライフワークとして深く関わったIgA腎症の根治治療である扁摘《へんてき》パルス療法は、開始したのが1988年であり、時間はかかりましたが2010年頃にはわが国の標準治療として普及しました。

こうした背景もあり、これからは腎臓病患者に限定せず、もっと広く慢性扁桃《まんせいへんとう》炎《えん》や慢性上咽頭炎が関連する多岐にわたる疾患で苦しんでいる患者さんの診療を行うため、私は東日本大震災があった２０１１年に仙台市内にクリニックを開業しました。

開業以来、これまでに１０００人を超える慢性上咽頭炎に関わる様々な症状の患者さんを診療してきました。

慢性上咽頭炎の診療は気づきと驚きの連続でした。

例えば、**子《し》宮《きゅう》頸《けい》がんワクチン接種後に生じた体調不良**のため、全国からこれまでに約90名の患者さんが当院を受診されましたが、驚くべきことに一例の例外もなく激しい慢性上咽頭炎があり（ほとんどの患者さんは鼻の奥の違和感はありません）、集中的に慢性上咽頭炎に対する上《じょう》咽《いん》頭《とう》擦《さっ》過《か》療《りょう》法《ほう》を行うと多くの患者さんで症状の改善が得られました。

『病気が治る鼻うがい健康法』の出版から6年の歳月がたち、診療経験を重ねたことで慢性上咽頭炎に関する見識も私なりに深まりました。

また、この間に慢性上咽頭炎治療に60年間従事された大先輩の谷俊治先生（東京学芸大学名誉教授）と、経鼻内視鏡《けいびないしきょう》を用いた慢性上咽頭炎治療の第一人者であり盟友である田中亜矢樹先生の二人の耳鼻咽喉科医から慢性上咽頭炎の臨床について学んだことは極めて大きな収穫でした。

本書では「深い内容をわかりやすく」をモットーに、慢性上咽頭炎の病態と治療法について、解説に努めています。読み進めていただくと**原因不明の症状で悩んでいる方**はもちろん、**ご自身では健康だと思っている方**も、腑に落ちる箇所が随所に見つかるはずです。そして、**皆様のつらい不調が治るきっかけ**としていただければうれしく思います。

もう、20年も前のことですが、ＩｇＡ腎症に対する扁摘パルス療法が学会の権威者からは異端とみなされ、バッシングを受けた時期があります。

学会が終わって意気消沈《いきしょうちん》していたある日、尊敬する腎臓内科医の前田憲志名古屋大学教授（当時）から「医師は〝患者の科学的代弁者〟でなきゃあいかんのだ！」と励まされ、勇気を得たことがありました。

慢性上咽頭炎の治療である上咽頭処置は単純で診療報酬が極めて低く設定されているため、ほとんどの医師にとって魅力が乏しく、そのことが慢性上咽頭炎診療の普及を妨げる要因でもあります。

医療の最終受益者である患者さんや国民の皆さんのお役に立つことがこの本を上梓する第一の目的ですが、慢性上咽頭炎診療の重要性が〝患者の科学的代弁者〟たる医師にも届くことを願いつつ本書を執筆しました。

堀田　修

慢性上咽頭炎は、日本オリジナルの概念で、この治療法である、塩化亜鉛溶液をしみこませた綿棒を用いて上咽頭を擦過する治療（上咽頭擦過療法）は「Bスポット療法」という名で知られています。

Bは、鼻咽腔《びいんくう》の頭文字です（慢性上咽頭炎は、かつて鼻咽腔炎と呼ばれていました）。Bスポット療法という名前は堀口先生が一般向けの本を出版される際に、読者が覚えやすいようにと出版社である光文社の発案で命名されたと聞いています。前書までは堀口先生の業績に敬意を払い、私も「Bスポット療法」という言葉を使用していました。

ところが最近では、慢性上咽頭炎の治療について海外からの問い合わせも増えてまいりましたので、慢性上咽頭炎という概念と治療が今後、海を渡るためには外国の人にもわかるような表現が必要と感じるようになりました。

そこで、本書では上咽頭擦過療法の英語訳であるEpipharyngeal Abrasive Therapyの頭文字をとって**「EAT」（イート）**と表現しています。Bスポット療法という言葉に慣れた読者の方は違和感を覚えるかもしれませんが、ご容赦ください。

こんな不調が続いていませんか　4
「慢性上咽頭炎」セルフチェック　14
はじめに　17

第1章

慢性上咽頭炎を治したら、つらい不調がなくなった

☑つらい頭痛がなくなった　36
☑めまい、慢性疲労が消えた　41
☑後鼻漏《こうびろう》、のどの違和感がなくなった　44

慢性咳《まんせいせき》・咳喘息《せきぜんそく》が治った 47
胃もたれ、腹痛、下痢がなくなった 50
掌蹠膿疱症《しょうせきのうほうしょう》が治った 53
潰瘍性大腸炎《かいようせいだいちょうえん》が治った 56
IgA腎症《じんしょう》が治った 58
ネフローゼ症候群が治った 61

第2章

自分でもできる慢性上咽頭炎の治し方

病院で上咽頭擦過療法《じょういんとうさっかりょうほう》を行う 68
一日2回、上咽頭洗浄を行う 70

鼻うがいで鼻全体を洗う　75
首の後ろに湯たんぽをする　78
口テープをして寝る　81
舌の先を上あごに押し当てる　84
寝る前に8分間、歯の手入れをする　89

第3章
なぜ、上咽頭をこすると慢性上咽頭炎が治るのか

上咽頭《じょういんとう》擦過《さっか》療法《りょうほう》はこうやって行う　96
上咽頭擦過療法3つの効果　98
【効果1】ウイルスや細菌を殺し、炎症を抑える　99

【効果2】たまった炎症物質や老廃物を排出する 103
【効果3】免疫疾患の炎症を抑える 112

第4章 慢性上咽頭炎は「万病のもと」

慢性上咽頭炎が悪化する6つの理由 122
なぜ、慢性上咽頭炎が「万病のもと」になるのか 131
慢性上咽頭炎が「のど痛」をつくる 140
慢性上咽頭炎が「後鼻漏《こうびろう》」をつくる 141
慢性上咽頭炎が「慢性風邪」をつくる 144
慢性上咽頭炎が「頭痛」をつくる 146

☑ 慢性上咽頭炎が「慢性《まんせい》咳嗽《がいそう》（咳《せき》喘息《ぜんそく》）」をつくる 148

☑ 慢性上咽頭炎が「慢性疲労症候群」をつくる 150

☑ 慢性上咽頭炎が「自己免疫疾患」をつくる 153

☑ 慢性上咽頭炎が「ＩｇＡ腎症《じんしょう》」をつくる 155

☑ 慢性上咽頭炎が「ネフローゼ症候群」をつくる 158

おわりに 159

慢性上咽頭炎治療医療機関一覧 171

第1章

慢性上咽頭炎を治したら、つらい不調がなくなった

つらい頭痛がなくなった

●偏頭痛が治り、薬がいらなくなった

頭痛は最も一般的な病気の一つです。15歳以上の日本人のうち、3人に1人は「頭痛もち」で、3000万人以上が悩んでいるといわれています。

「ズキンズキン」と脈打つような痛みで、時には吐き気や嘔吐を伴い耐えきれなくて寝込んでしまう**「偏頭痛《へんずつう》」**。そして、頭全体が締めつけられるような痛みで肩こりや首こりを伴う**「緊張型頭痛《きんちょうがたずつう》」**は頭痛の代表的疾患です。

Aさんは27歳。3カ月前から当院で勤務している看護師です。

ある日の朝、夜勤明けのAさんは「先生、もうすぐ偏頭痛が起こりそうなのでマクサルト（偏頭痛の特効薬）を処方してください！」と言って外来診療が始まる前に突然現れました。医学用語で「閃輝暗点《せんきあんてん》」という偏頭痛の前兆が出たので事前に特効薬を処方してほしいというのです。

「薬を出す前に鼻の奥を調べましょう」（私）
「エッ？」（Aさん）
「診察台に寝てください」（私）
「アレですか？」（Aさん）
「そう。アレ」

当院に入職して、すでに上咽頭擦過療法《じょういんとうさっかりょうほう》（通称Bスポット治療）を知っていたAさんは若干不安な気持ちを抱きながら、しぶしぶ診察台に横たわりました。

まず鼻から塩化亜鉛をしみこませた綿棒を入れ、次にのどから咽頭綿棒（咽頭《いんとう》捲綿子《けんめんし》）を用いて上咽頭を綿棒で擦《こす》りつけます。すると綿棒に血液がべっとり付着しました。

治療を終えたAさんは治療の痛みはあったものの、**スッキリ感を自覚**しました。

「先生、いつもと違います！」

結局、この治療をきっかけにAさんは**長年付き合ってきた「偏頭痛」と、そしてお守りのように愛用していた偏頭痛特効薬とも縁を切りました。**

●肩と首がラクになった

Bさんは42歳、営業職の会社員です。仕事が忙しく、ストレスが多い日々を送っています。

その日はBさんの慢性腎臓病の定期受診日でした。

ほとんどの慢性腎臓病の患者さんは自覚症状がないので大抵は世間話や愚痴の一つもこぼして帰ります。受診するといつも、職場の劣悪環境について語るBさんでしたが、その日は「数日前から首の左側から肩にかけて苦しく、首が左に回らなくなった」と訴えました。

元来、頭痛持ちのBさんですが、頭重感《ずじゅうかん》も悪化していました。当院に受診する前に整形外科で首のMRI検査を受けたそうですが「異常なし」とのことです。

Bさんは慢性腎臓病で受診するたびに、腎臓病の治療の一環として上咽頭擦過療法を行っていました。この治療は痛みを伴いますが、その後、頭重感が改善することをこれまでに実感していました。

上咽頭には肩こり、首こりと関連が深いポイントがあります。上咽頭の左側のこのポイントを中心にしっかりと上咽頭擦過療法を行いました。

「首どうですか？」（私）

「アレッ、首回るようになりました！」（Bさん）

「他に変わったことはありませんか？」（私）

「視界がはっきりした気がします」（Bさん）

今回も処置後に**頭重感が改善した**ことは言うまでもありません。

Aさんは偏頭痛、Bさんは緊張型頭痛、と頭痛を起こすメカニズムが異なる疾患でありながら、上咽頭擦過療法がいずれにも有効だったことになります。

なぜ、上咽頭擦過療法が有効であったかについては後で詳しく説明したいと思います。

めまい、慢性疲労が消えた

●登校できるようになった

次は**「全身倦怠感《ぜんしんけんたいかん》」**と**「めまい」**です。ここで問題にする「めまい」はグルグル回るようなめまい（回転性眩暈《かいてんせいめまい》）ではなく、体がフワフワするような感じのめまい（浮動性眩暈《ふどうせいめまい》）です（回転性眩暈には、上咽頭擦過療法は効きません）。

Cさんは中学3年生女子。特に午前中にひどい全身倦怠感、めまい、頭痛のため、たまにしか登校できず、学校に行けた日でも他の生徒たちと同じような活動ができない「保健室登校」という状態でした。

母親に連れられて診察室に入室したCさんの目に輝きはなく、動作には「だるさ」が漂っていました。

上咽頭擦過療法でCさんは強い出血を認めました。処置を受けたCさんは痛みでしばらくうずくまりましたが、私は治療の継続で改善が期待できることを確信できました。

「心が折れなかったらまた来てください」（私）
「……」（Cさん）

無言でCさんは退室しました。
Cさんの両親は共働きで、会社員の父は朝の7時には家を出ます。ここ3年間、父親が出勤する時刻にCさんが起床していることはありませんでした。
奇跡は治療の翌日に起こりました。

「お父さん。行ってらっしゃい！」

朝、家を出ようとすると、部屋を出て父親を見送るCさんの姿がありました。その時、父親は嬉しさのあまり涙したそうです。

1週間後、Cさんが再度受診にきました。母親の話では上咽頭処置後3日間は見違えるように改善したものの、その後また悪化したとのことでした。

しかし、診察室に入ったCさんの表情は、目に力があり、1週間前とは明らかに異なっていました。そして、この後も半年間、週に一度の上咽頭擦過療法を継続しました。

3回目の治療以降、Cさんは**普通に通学できることが多くなりました。学力もどんどん向上しました。なかでも国語、社会といった暗記が重要な教科の成績が上がったそうです。そして、めでたく第一志望の高校受験合格を果たしたのです。**

上咽頭擦過療法で暗記力が向上したのには理由があります。この点についてものちほど解説します。

後《こう》鼻《び》漏《ろう》、のどの違和感がなくなった

●内科、耳鼻科、精神科でも治らなかった症状が改善した

「痰がのどの後ろにへばりついた感じ」と訴える人が多いのが**「後鼻漏《こうびろう》」**です。

Dさんは28歳男性で、以前は工員として働いていましたが現在は無職です。2年前、感冒《かんぼう》（風邪）をきっかけに後鼻漏が出現しました。当初は内科にかかっていたのですが、改善しないので耳鼻科を受診しました。耳鼻咽喉科でレントゲンを撮り、軽度の副鼻腔炎《ふくびくうえん》を指摘され、抗生剤などで副鼻腔炎は完治したにもかかわらず、後鼻漏の症状はいっこうに改善しませんでした。**そこで、他の耳鼻咽喉科を2軒回ったものの、診断結果はやはり「異常なし」。ついには「精神的なものでは」とのことで、精神科の受診を勧められました。**

医師の説明に納得のいかなかったDさんは、インターネットで調べた結果、自分の症状が慢性上咽頭炎と関連があるのではないかと思い、当院を受診されました。「後鼻漏」のために当院を受診される患者さんは、Dさんのように耳鼻咽喉科を何軒も回っても完治せず、困った末に、ネットで探し当てて来院される方が少なくありません。

上咽頭は耳鼻咽喉科の領域にもかかわらず、耳鼻科の先生方が慢性上咽頭炎にあまり関心をお持ちでないことを、私も初めのうちは不思議に感じたものでした。しかし、よくよく考えてみると、耳鼻咽喉科医は、元来メスを握り手術をする外科医です。慢性上咽頭炎のような、訴えが内科的で、しかも不可思議な病態を扱うのはあまり性に合わないのかもしれません。

後鼻漏のために当院を受診される患者さんはすでに耳鼻咽喉科を何軒も回って

いて、副鼻腔炎などの疾患がないことは確認されています。そのような患者さんの上咽頭を綿棒で擦過すると出血があり、慢性上咽頭炎が存在することが確認できます。**これまで100人を超える「後鼻漏」の患者さんの上咽頭擦過療法を行いましたが一人の例外もなく激しい慢性上咽頭炎を認めました。**

後鼻漏は、頭痛やめまいと異なり、症状が改善するまでには通常、数カ月の上咽頭擦過療法の継続を要します。なかには1年以上、治療を継続しても、症状が治療開始前より軽くはなるものの、完全には治らない患者さんもおられます。

Dさんは最初に上咽頭擦過療法を行った時は、綿棒に血液がべっとりと付着して痛がりましたが、その痛みのためではなく、**それまで「気のせい」とされていた後鼻漏の原因がわかって嬉しくて泣きました。**そんなDさんでしたが後鼻漏の改善をようやく自覚できたのは、治療の回数が10回を超える頃でした。

慢性咳《まんせいせき》・咳喘息《せきぜんそく》が治った

●2年間悩まされた咳から解放された

Eさんは43歳男性。デスクワークが主体の管理職サラリーマンです。3年前に禁煙しています。

2年前の冬に風邪をひいて以来、**慢性的に持続する咳**が始まりました。呼吸器内科から当初は「気管支炎《きかんしえん》」と言われ、マクロライド系の抗生剤と去痰剤《きょたんざい》が処方されましたが症状は改善せず、1年前から喘息《ぜんそく》の診断でステロイド入り吸入薬を投与されましたが、効果は不十分でした。

また、3カ月前には「胃食道逆流症《いしょくどうぎゃくりゅうしょう》」が関連する慢性咳《まんせいせき》を疑われ「プロトンポンプ阻害薬」という胃酸を抑制する薬も処方されましたが、やはり咳が改善することはありませんでした。

Eさんは役職柄、会議が多く、会議中や電話中に出る咳に閉口していました。咳に加えてのどのイガイガ感が持続しており、ネットで調べて自分が慢性上咽頭炎ではないかという疑いを持ち、当院を受診されました。また、1カ月前から自分の判断で鼻うがいを開始したところ咳が少し軽くなったとのことでした。聴診では喘息に特有の気管支が攣縮《れいしゅく》することによって生じる「ヒュー、ヒュー」という喘鳴音《ぜんめいおん》はありませんでした。

まず鼻から塩化亜鉛をしみこませた綿棒を挿入して上咽頭を擦過しました。すると「コホン、コホン」と咳反射が誘発されました。慢性上咽頭炎が原因の咳喘息の場合、高頻度で認められる現象です。

鼻綿棒処置の次は、口から咽頭捲綿子《いんとうけんめんし》を用いて上咽頭を擦過しました。

案の定、激しい出血があり、処置後は1分程度の短い時間ではありましたが、咳も悪化してEさんは苦しみました。

上咽頭が「咳の元凶」と実感したEさんは初回の治療にめげることなく、上咽頭擦過療法を週に一度の頻度で継続しました。回を重ねるたびに出血と痛みは減り、処置の際の咳反射もだんだん軽くなっていきました。結局、Eさんは、12回上咽頭擦過療法を行った段階で、**2年間苦しんだ慢性咳から解放されました。**その後、月に一度、上咽頭治療をしています。

Eさんに上咽頭治療を行ううちに喜んでもらえたことが咳以外に二つあります。一つは、**のどの違和感がなくなった**こと、そしてもう一つは、奥様に指摘されたそうですが**夜間、いびきをかかなくなった**ことで、奥様に喜んでいただき夫婦円満に役立ったとのことです。

胃もたれ、腹痛、下痢がなくなった

●不眠やうつ気分も治った

Fさんは23歳女性、旅行会社に勤めています。子どもの頃から緊張するとおなかが痛くなることがよくあったそうです。現在の職場に就職したのは2年前で、真面目なFさんは職場の仲間からも信頼される存在でした。

半年前から**吐き気と胃のもたれが出現し、腹痛や下痢を頻繁に繰り返す**ようになりました。消化器内科を受診し、上部消化管《じょうぶしょうかかん》と下部消化管《かぶしょうかかん》の内視鏡検査が実施されましたが「異常はなし」。結局、「機能性ディスペプシア」と「過敏性腸《かびんせいちょう》症候群《しょうこうぐん》」として内服薬が投与され、下痢と腹痛の回数は減りましたが、頑固な吐き気と胃もたれは継続していました。

私たちのクリニックを受診したのは、胃や腸の症状に加えて、もう一つ**「のどが詰まった感じ」**が1年前から気になっていたことが、きっかけでした。

0・5％の塩化亜鉛溶液をしみこませた綿棒で上咽頭擦過療法を行うと、強い出血を認めFさんは痛がりました。

その後、週に一度の頻度で上咽頭擦過療法を継続しました。強い出血はしばらく続いていましたが、3回目から効果が現れました。まず、**のどの詰まった感じと吐き気が改善**し、上咽頭擦過療法に伴う出血が軽減した7回目で**胃の不快感も軽減**しました。

そして、私が特に感じたのは、3回目の治療あたりからFさんの表情が急に明るくなったことです。実は、初診の時には話に出なかったのですが、Fさんは、寝つきは悪くないものの、夜、目が覚めてしまい、その後、なかなか眠れないという日々が1年も続いていたそうです。

上咽頭擦過療法を開始して、この**夜間の覚醒がなくなり、朝まで熟睡できるようになった**とのことでした。

慢性上咽頭炎は**うつ気分**や**パニック障害**とも興味深い関係があります。そのメカニズムについてはのちほど解説します。

掌蹠膿疱症《しょうせきのうほうしょう》が治った

●手足の湿疹、水ぶくれが消えた

Gさんは隣県に住む40歳女性（専業主婦）で、10年前から**手のひら（手掌《しゅしょう》）、足の裏（足蹠《そくせき》）にうみを持った小さな水ぶくれ（膿疱《のうほう》）ができる「掌蹠膿疱症《しょうせきのうほうしょう》」**という難病を患っていました。

発症後はタバコが病気に悪影響を与えることを知り禁煙しました。そして、これまで掌蹠膿疱症に有効とされる扁摘《へんてき》を行ったり、また、原因の一つとされるアマルガムなどの歯の金属を取り除いたりしました。

ですが、その都度、一時的には、症状が若干改善するのですが、しばらくするとまた悪化してしまいました。

5年ほど前からは、掌蹠膿疱症でよく投与される「ビオチン」「ミヤBM（整腸剤）」「ビタミンC」の3剤内服治療を受けていました。

しかし、症状の変動はありますが、手、足の湿疹のかゆみと痛みは相変わらず、つらいものでした。

さらに、1年前から胸の中央が痛くなり整形外科を受診したところ**胸肋鎖骨過形成症**《きょうろくさこっかけいせいしょう》であることが判明しました。

Gさんはネットで調べてBスポット治療（上咽頭擦過療法の通称）があることを知り、藁《わら》をもすがる思いで、私たちのクリニックを受診しました。

「炎症があるとBスポット治療は痛い！」ということをすでにネットなどで学習していたGさんは恐る恐る上咽頭擦過療法を受けました。綿棒には血液がべっとり付着しましたが、覚悟をしていたGさんにとっては、思ったほどつらいものではなかったようです。

初回の治療で手の症状に変化が生じたことをGさんは感じました。週に1回の上咽頭擦過療法を継続し、3カ月後には手の症状はほとんど消失。半年後には足の湿疹もほぼ消失し、胸の痛みもなくなりました。

症状がほぼ消失したのでGさんの治療を一旦終了しましたところが、半年後にまた悪化したということで来院されました。悪化する前の1カ月間は家族の介護や看病で過労と睡眠不足の日々が続いていたとのことでした。手足の湿疹は初診時ほどひどいものではありませんでしたが、週に一度の治療を再開し、2カ月ほどで**再び手足の湿疹はほとんど消失**しました。その後も月に一度、悪化防止のために上咽頭擦過療法を継続し安定した状態が持続しています。

Gさんには、**掌蹠膿疱症、胸肋鎖骨過形成症の改善以外**に自覚したことがありました。以前は疲れやすく、夕方になると体がだるくて家事をするのも大変でしたが、治療を継続しているうちに**疲労感がすっかりなくなった**そうです。

潰瘍性大腸炎《かいようせいだいちょうえん》が治った

●薬を中止しても症状が改善した

Hさんは31歳の独身女性。仕事は不動産関連会社の営業職で一日10本程度のタバコを吸っていました。3年前から自己免疫疾患の一つである**潰瘍性大腸炎《かいようせいだいちょうえん》**を患っていました。「ペンタサ」という潰瘍性大腸炎で汎用される薬を服用していましたが、腎機能低下が発見され当院に受診されました。

血液検査と尿検査の結果、腎臓の間質《かんしつ》といわれる部位の障害が判明し、その原因と考えられるペンタサを中止し、それまで服用していた整腸剤のみで経過をみることになりました。そして、大腸炎の症状は安定し、3カ月後にHさんが消化器内科で大腸内視鏡検査を受けると、潰瘍性大腸炎の状態がペンタサを服用していた頃よりも改善していました。潰瘍性大腸炎の治療薬ペンタサを中止したのに大腸炎がなぜ改善したのでしょうか。

実は初診時に、Hさんは頭痛と肩こりが酷いということだったので、慢性上咽頭炎を疑い、本人了承のうえで上咽頭擦過療法を行いました。

そして、もうひとつHさんに上咽頭擦過療法を積極的に勧める理由がありました。それはHさんが、前項で紹介した掌蹠膿疱症《しょうせきのうほうしょう》という難病も患っていたことです。

Hさんの頭痛、肩こりは初回の上咽頭擦過治療で著しく改善しました。上咽頭擦過療法は週に一度行いましたが、5回目には見違えるほど改善しました。そして3カ月で**潰瘍性大腸炎の改善**が内視鏡検査で確認されました。

IgA腎症《じんしょう》が治った

●血尿が1年で陰性化、腎機能も改善した

Iさんは53歳の**IgA腎症《じんしょう》**の患者さんです。

3年前に活動性の高いIgA腎症と診断され市内の大きな病院で扁桃摘出術《へんとうてきしゅつじゅつ》十大量ステロイド点滴（扁摘《へんてき》パルス）を受けました。

治療前には軽度の腎機能低下と一日2g程度のたんぱく尿がありましたが扁摘パルス後に陰性化しました。一方、血尿の程度は改善しましたが完全には陰性化しませんでした。

半年後には、まだステロイド投与中でしたが、咽頭炎をきっかけに再び目で見

てわかる血尿が出現し、たんぱく尿も元の2g／日に戻ってしまいました。そこでまた追加ステロイドパルスをして状態が安定し、1年後にはたんぱく尿は陰性化し、ステロイド剤は終了となりましたが、この時もまだ血尿は残存していました。それから1カ月後にまた目に見える形での血尿が出現し、今度は腎機能も半分程度にまで低下していました。

ステロイドパルスが再度実施され、たんぱく尿の改善は間もなく得られましたが、強い血尿が続き、悪化した腎機能の回復も不十分でした。

担当医が感冒を機にIgA腎症が悪化するため、慢性上咽頭炎の関与を疑い、Iさんは当院へ紹介されました（大学病院などの大病院では診療科が縦割りになっており腎臓内科で上咽頭炎の診療をするのは困難なケースが多いのが現状です）。

案の定Iさんは激しい上咽頭炎を認め、上咽頭擦過療法が開始されました。

最初の2カ月間は週に一度、その後は月に一度、上咽頭擦過療法を実施しました。**血尿は徐々に改善し、1年後には陰性化**しました。そして、**低下した腎機能も急性増悪**《きゅうせいぞうあく》**する1年前のレベルにまで改善**しました。

ステロイドの内服は尿潜血とたんぱく尿が陰性化する半年前にすでに終了していましたが、血尿やたんぱく尿の悪化はありませんでした。

IさんはIgA腎症が寛解《かんかい》したことはもちろん喜びましたが、それまで**1年の間に何度もひいていた風邪を1年間一度もひかなかった**ことが、体調の変化として驚いたことでした。

ネフローゼ症候群が治った

●「プレドニゾロン」をやめることができた

ネフローゼ症候群は糸球体《しきゅうたい》から大量のたんぱく粒子が尿中に漏れ出るために生じる病気で、自覚症状としてはむくみが特徴です。小児期に多いのが**「微小《びしょう》変化型《へんかがた》ネフローゼ症候群」**で成人に多いのが**「膜性腎症《まくせいじんしょう》」**という疾患です。

微小変化型ネフローゼ症候群のJ君と出会ったのは3年前、J君が小学6年生の時でした。母に連れられて診察に入って来たJ君の顔は、腕や脚は痩せているのに、長年投与した**「プレドニゾロン」（経口《けいこう》ステロイド剤）**の副作用でまんまるでまさに満月様顔貌《まんげつようがんぼう》（ムーンフェイス）でした。

微小変化型ネフローゼ症候群は、ステロイド剤がよく効きますが、ステロイドの減量に伴い再発しやすいという特徴があります。

J君は幼稚園年長時にネフローゼを発症し、これまでプレドニゾロンが15mg以下になると必ず再発をしていました。

個人差はありますが一日のプレドニゾロン服用量を10mg以下に抑えてネフローゼがコントロールできるとムーンフェイスなどの副作用はめだたなくなりますが、J君の場合はまさに強敵でした。

ムーンフェイスよりもJ君が気にしていたのが、低身長でした。J君と出会った時の身長は小柄なお母さんの肩にも届かない状況でした。J君のお母さんはプレドニゾロンの量をどうにかして減らす方法がないものか悩み、私の外来を受診しました。J君を納得させて上咽頭擦過療法を行うと、強い出血があり激しい慢性上咽頭炎があることが判明しました。

Ｊ君には治療に対する痛みを考慮して最初は月に一回の頻度で上咽頭擦過療法を行いましたが、半年では上咽頭の状態が改善せず、そうしている間にまたネフローゼが再発し、プレドニゾロンの増量が必要となりました。そこでＪ君には、頑張ってもらい毎週、上咽頭擦過療法をすることにしました。

すると、頻度を増やしたことで、まず、なかなか治らなかった慢性上咽頭炎の状態が改善しました。それにともないプレドニゾロンの減量も順調に進みました。ところが約１年後、プレドニゾロンを５ｍｇにしていた時に、ネフローゼが再発しました。再発時には慢性上咽頭炎の悪化も伴っていました。残念ながらまたしてもプレドニゾロンの増量が必要となりましたが、その後は上咽頭擦過療法を継続しながらプレドニゾロンの減量は順調にすすみ、併用して使用していた免疫抑制剤は継続となりましたが、２年後には**プレドニゾロンをやめることに成功**しました。

そして、いつの間にか**J君の身長はお母さんを越え、高校生になった頃には気がつけば小柄な母親を見下ろすまでになっていました。**

●利尿剤がいらなくなり、尿タンパクが消失した

膜性腎症は成人に多い病気で抗原と抗体がくっついた免疫複合体が腎臓の血液ろ過装置である糸球体の血管壁《けっかんへき》に沈着し、糸球体の壁がザル状態になるために生じる疾患です。

Kさんは38歳男性サラリーマンです。2年ほど前に足がむくんでいることに気づき、近くのクリニックを受診したところネフローゼ症候群であることが判明。仙台市内の腎臓内科がある総合病院で腎生検《じんせいけん》を受け、膜性腎症であることがわかりました。ステロイドと免疫抑制剤の併用治療を受けましたが、全く効果がなく約1年で治療を終了していました。

私たちのクリニックを受診した時には、むくみは利尿剤でコントロールされていましたが、ネフローゼの状態は持続していました。

Kさんを診療して最初に気づいたのは、Kさんが鼻声であることでした。また慢性的に痰のからみがあるとのことで、慢性的な上気道の炎症の存在が疑われました。レントゲン上、副鼻腔炎はありませんでしたが、激しい慢性上咽頭炎を認めました。

Kさんのむくみは利尿剤でコントロールされ、ステロイドや免疫抑制剤がすでに使用されて効果がなかったため、利尿剤を継続しつつ、週に一度の上咽頭擦過療法を継続することにしました。

最初の2カ月は変化がありませんでしたが3カ月目から徐々に尿タンパクが減少し始め、**まず利尿剤が不要になり、ついに9カ月後には尿タンパクが消失した**のでした。

＊＊＊

このように**頭痛、肩こり、首こり、めまい、慢性疲労**などの日常生活の質の低下につながる体の不調から、**炎症性腸疾患《えんしょうせいちょうしっかん》、糸球体腎炎《しきゅうたいじんえん》、皮膚炎《ひふえん》**などの自己免疫疾患に至るまで、慢性上咽頭炎は非常にたくさんの病気や症状と関連しています。

そして、**慢性上咽頭炎を治すことが、これらの病気や症状の改善につながっていきます。**

その具体的な方法と、理由について、これからご紹介していきます。

第2章

自分でもできる慢性上咽頭炎の治し方

病院で上咽頭擦過療法《じょういんとうさっかりょうほう》を行う

●治療に取り組む医療機関が増えている

体の様々な不調の原因となっている、慢性上咽頭炎を治す、最も効果的な方法は、前章で紹介した、**上咽頭擦過療法**《じょういんとうさっかりょうほう》（ＥＡＴ《イート》：Epipharyngeal Abrasive Therapy、通称Ｂスポット療法）です。

しかし、ここで問題が一つあります。

それは、慢性上咽頭炎の診療に実績を持つ医師、特に耳鼻科医を見つけることが現状では容易ではないということです。そこで、本書の巻末に、上咽頭擦過療法を行う全国の医療機関を一覧にしてまとめました。

掲載している医療機関がお近くにあれば、そちらを受診されることをお勧めします。

なお、近年、耳鼻咽喉科医により構成される日本口腔咽頭科学会《にほんこうくういんとうかがっかい》が上咽頭処置についても積極的に取り上げています。そのため、今後は、耳鼻咽喉科医の間に科学的根拠に裏付けされた形で慢性上咽頭炎の概念が広まり、ＥＡＴを実施する耳鼻科医が増加することが期待されます。

一覧に掲載されている医療機関がお近くにない方は、電話などで近隣の耳鼻咽喉科に問い合わせてみるとよいでしょう。

一日2回、上咽頭洗浄を行う

●生理食塩水を使えば痛くない

効果はＥＡＴには及びませんが、慢性上咽頭炎の改善に有効で、かつ自分でできる方法をいくつかご紹介しましょう。

なんらかの理由で、上咽頭擦過療法を受けられないという方は、ぜひこれらの方法を試してください。いずれも、毎日自宅でできるので、耳鼻科でＥＡＴを実施している人の補助療法としてもお勧めです。

最初にお勧めするのは、**少量の生理食塩水を用いた上咽頭洗浄《じょういんとうせんじょう》**です。

まず座った状態で頭を60度以上後ろに倒すか、上向きに寝た状態で生理食塩水をそれぞれの鼻にスポイトなどの容器を用いて2ｃｃ程度入れます。

鼻から入れた食塩水は口から出してもいいですが、少量なのでそのまま飲み込んでもかまいません。

起床時と風呂上りなど、一日に2回は行ってください。

生理食塩水とは水1000ｃｃに食塩が9ｇ入ったものをいいます。使用する水は残留塩素が含まれている水道水ではなく、蒸留水か精製水が望ましいですが、自販機やコンビニ等で入手できるミネラルウォーターでも可能です。

水500ｃｃに小さじ3分の2程度の食塩を（正確に0・9％に調整する必要はありません）加えて溶液を作ったら、一回に使用する量が少ないため冷蔵庫に保存しておくとよいでしょう。

体には無害でありながら、消炎効果や殺菌効果をうたう物質を加えた**上咽頭洗浄液**を用いるとさらに上咽頭洗浄の効果が上がる場合があります。

梅エキスの抽出成分であるＭＫ６１５（商品名：ミサトール）はその特徴が科学的に評価検討されている物質で、消炎作用はその特徴の一つです。ミサトールを使用した上咽頭洗浄用のものが市販されています（**「ミサトールリノローション」**アダバイオ社）。

「ミサトールリノローション」の臨床的効果は歴史が浅く未知な点が多いですが、乾癬《かんせん》などの慢性皮膚疾患に効果がある場合があることが英文医学雑誌にも報告されており、鼻から注入した時の違和感も少ないため、生理食塩水で満足いく効果が得られない時には、試みる価値があると思います。

微酸性電解水《びさんせいでんかいすい》は生体には無害ですが殺菌作用があります。

上咽頭洗浄のやり方

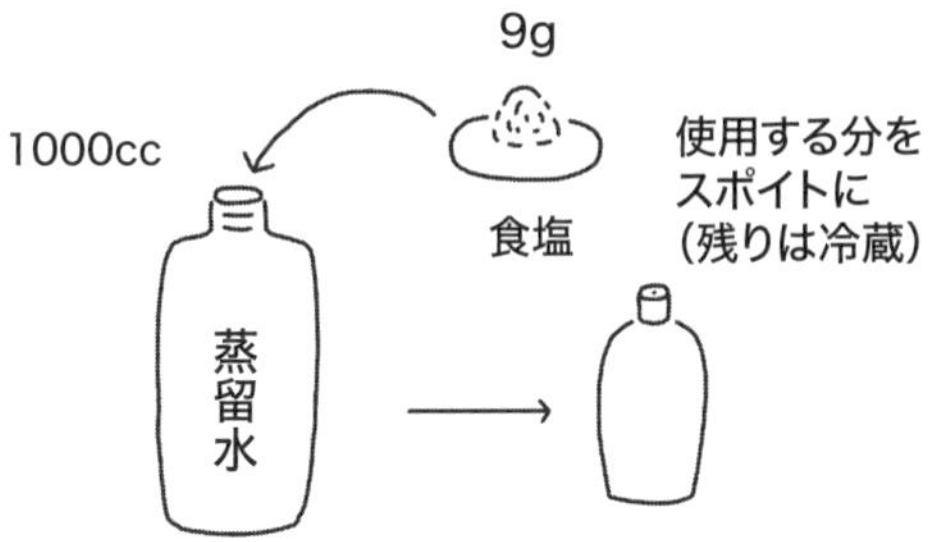

①頭を大きく後ろに倒す

②生理食塩水を
鼻から入れる
（両方の鼻とも）

③しみない！

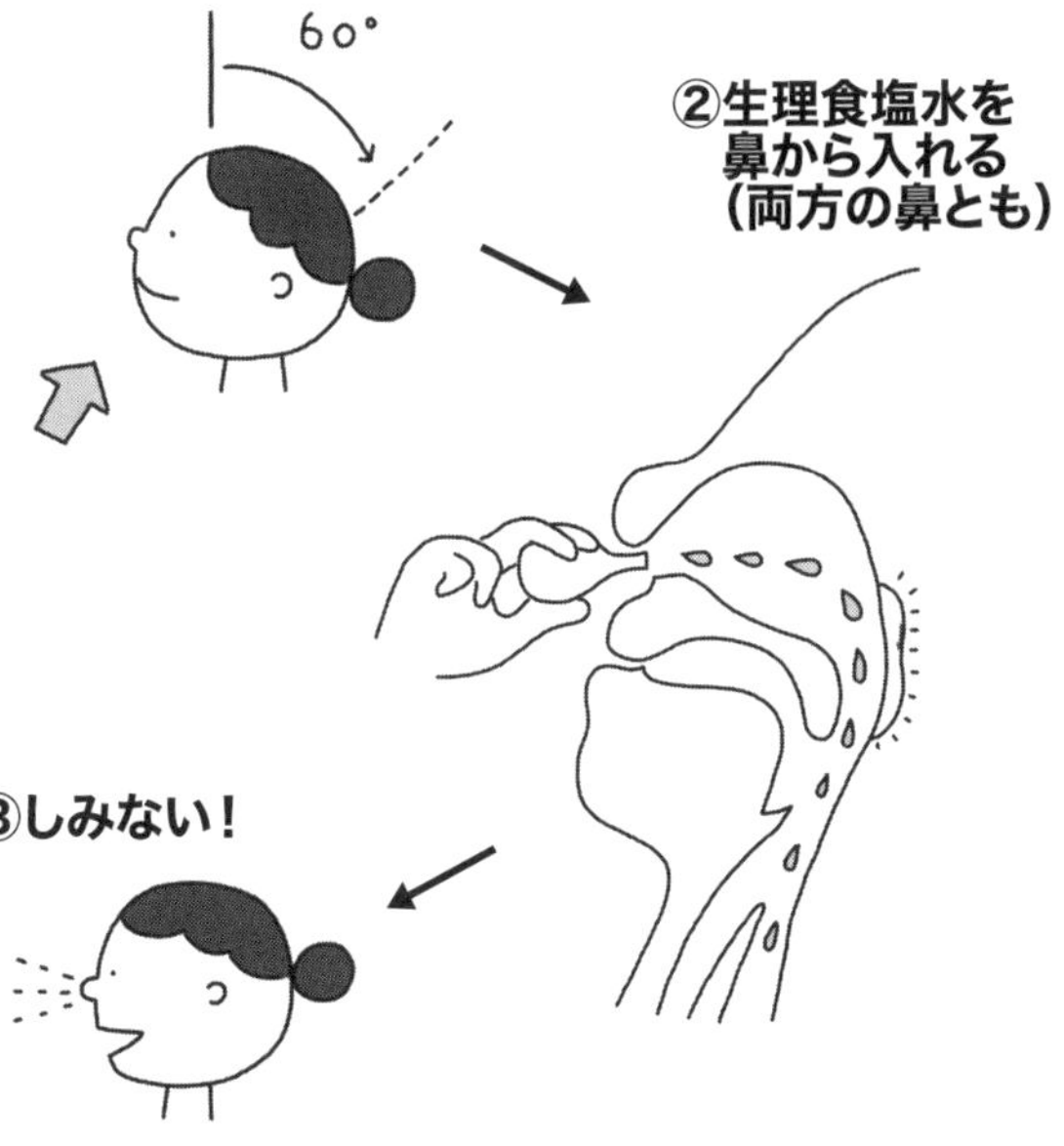

「プレフィア」は上咽頭洗浄用に作られた微酸性電解水製品です。また、プレフィアを進化させた製品として抗炎症《こうえんしょう》作用《さよう》に加え、粘膜《ねんまく》の上皮《じょうひ》細胞《さいぼう》を強化する作用のある有機イオウ化合物であるメチルスルフォニルメタンを含有する**「MSMプレフィア」**が上咽頭洗浄用に発売されています（グローバルアイ社）。

「ＭＳＭプレフィア」は、塩化ナトリウムが含まれており、浸透圧が刺激のない濃度に調整されています。そのため、プレフィアで鼻洗浄した時に感じる鼻にツンと来る刺激はなく、臨床的効果はやはり未知数ですが生理食塩水洗浄や「プレフィア」以上の効果を期待したいところです。

鼻うがいで鼻全体を洗う

●洗浄液を使えば痛くない

私は、上咽頭洗浄で十分だと考えていますが、上咽頭洗浄で物足りないという人には、鼻うがいもよいと思います。

鼻うがいは上咽頭の洗浄ではなく、**鼻腔全体《びくうぜんたい》の洗浄をコンセプトとしており、粉塵《ふんじん》やアレルゲンを洗い流す**ことが目的です。上咽頭洗浄用のものとは異なり一方の鼻から入れてもう一方の鼻から洗浄水を出すものが主流で、**「サイナス・リンス」**（ニールメッド社）、**「ナサリン」**（エントリージャパン社）、**「ハナノア」**（小林製薬）、**「ハナクリーン」**（東京鼻科学研究所）などが市販されています。

鼻うがいの際に、水を用いると浸透圧が低いためツンとした刺激がありますが生理食塩水を用いるとこの刺激はなくなります。**少量の重曹《じゅうそう》**を含んでいるとさらに刺激が低下します。

各社から、小分けにされた、1回分の洗浄液を作れる粉末が市販されています。各メーカーが自社専用として発売していますが、水に溶かして使うことで、どの器具にも転用できます。また、食塩の量を測る手間が省けるので、上咽頭洗浄をする際にも便利です。

「サイナス・リンスリフィル」（塩化ナトリウムと重曹を含有）、**「ナサリン鼻うがい専用精製塩」**（塩化ナトリウムのみ含有）、**「サーレS」**（塩化ナトリウム、メントール、ペパーミント含有）など、それぞれに特徴がありますのでご自分のお好みのものを見つけるとよいでしょう。

鼻うがいのやり方

方法①　片方の鼻から洗浄水を入れ、もう片方の鼻から出す

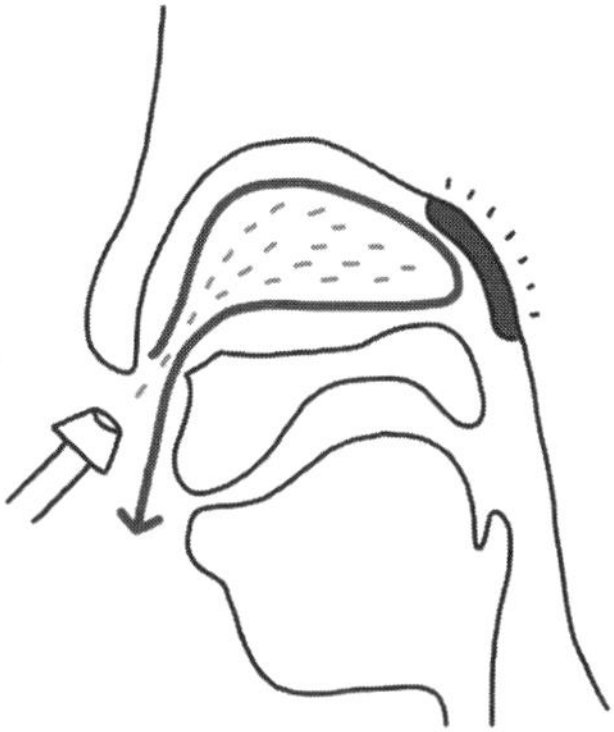

方法②　鼻から洗浄水を入れ、口から出す

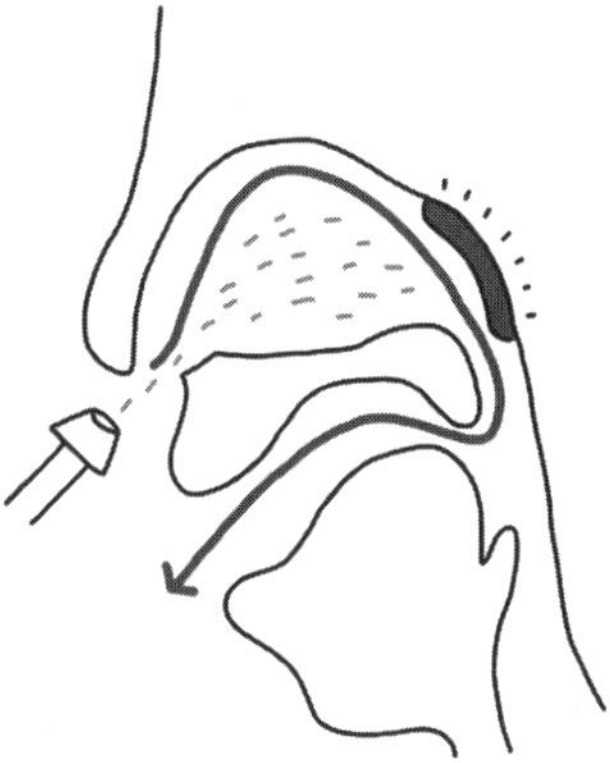

首の後ろに湯たんぽをする

●首や肩のこりも改善する

首の後ろを温めると上咽頭の血流がよくなり、**上咽頭炎に特有のうっ血状態が改善**します。

首の後ろを温める便利な器具としては電子レンジで温めるネックウォーマーや使い捨てカイロを用いたネックウォーマーなど様々なものがあります。

私のお勧めはゴム素材で軟性の昔ながらの湯たんぽです。**湯たんぽに熱いお湯を注ぎ、タオルで包むなどして首の後ろに当てて、上向きに寝て5分もすれば鼻の通りがよくなる**ことを実感できます。

首の後ろの温め方

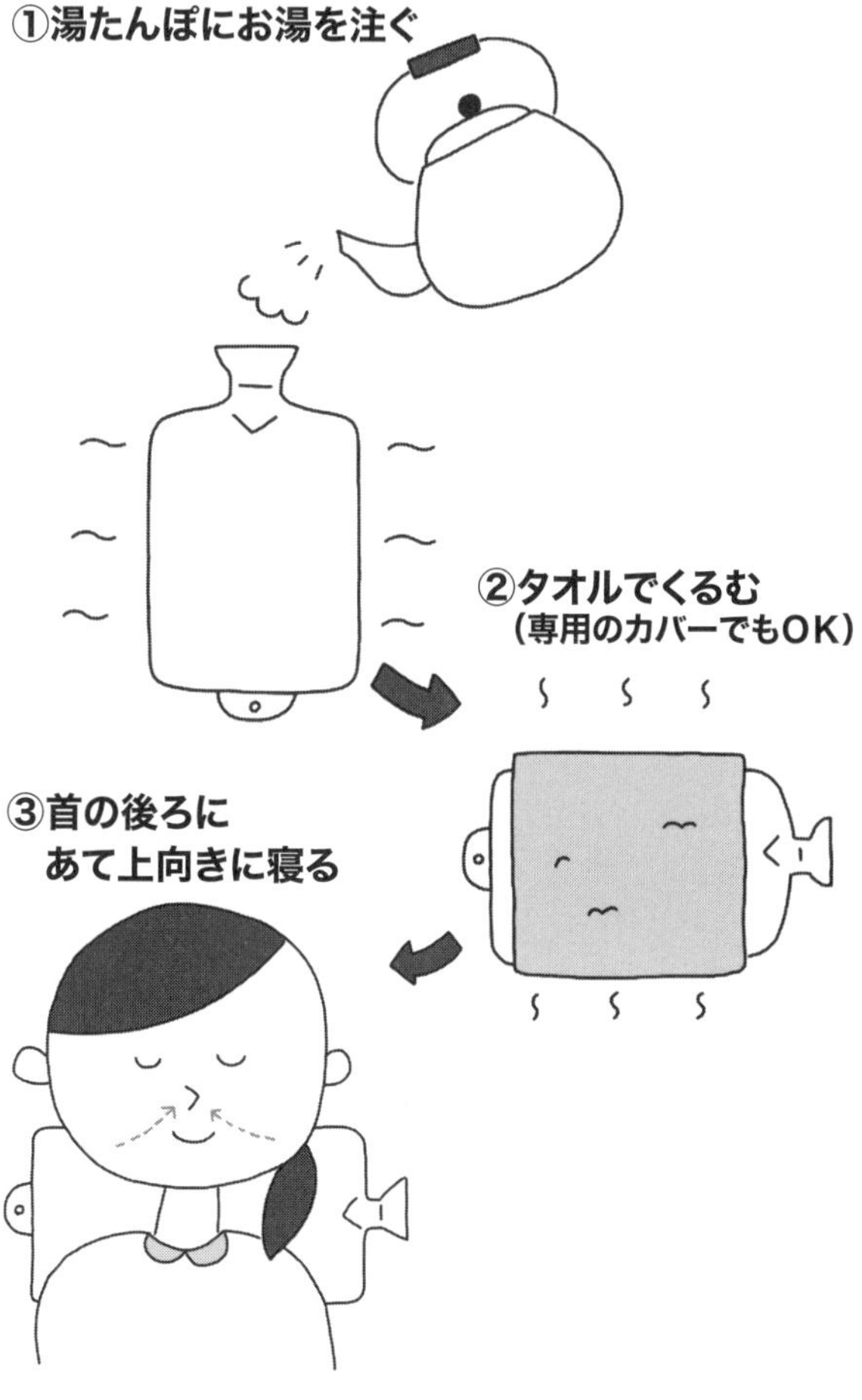

また、首や、肩の筋肉の緊張が緩み、血流がよくなることで首こりや肩こりも改善します。

一方、夏の暑い時期に、首の後ろを冷やす人がいます。その時は気持ちがいいのですが、これは体調不良の原因になります。額や首の前の部分を冷やすことは問題ありませんが、汗をかくような暑い日でも**首の後ろだけは冷やしてはいけません。**

夏場に体調を崩す原因として、冷房などによる首の後ろの冷えは重要で、慢性上咽頭炎の悪化につながります。

口テープをして寝る

●鼻呼吸を習慣づけよう

日中起きている時は意識して鼻で呼吸をしているつもりでも、睡眠中に口呼吸になっている人は少なくありません。上咽頭は口呼吸に弱い部位なので、**慢性上咽頭炎を改善させるには睡眠中も鼻呼吸をする**必要があります。

このとき、役立つのが口テープです。

近年、口呼吸の弊害が注目されるようになって**「マウスリープ」「ネルネル」「ナイトミン鼻呼吸テープ」「セレブリーズ」**など様々な口テープが販売されています。どれでもよいと思いますが値段は一枚50円程度です。

コストの面では紙絆創膏《かみばんそうこう》を切って、寝るときに口に縦に貼るのが安上がりです。私自身、色々な絆創膏を試してみましたが **「優肌絆」** がお勧めです。

これは私の経験ですが、風邪にかかったかなと感じたら、ひどくなる前に先に紹介した「首の後ろの湯たんぽ」と「口テープ」をして早めに床につけば、インフルエンザのような強烈なウイルスの場合を除くと、たいていは翌朝には風邪症状が軽減して爽やかな一日の始まりを迎えることができます。

内科医は風邪の患者さんに接する機会が多い職業なので、以前は冬になると毎年のように風邪をひき、職業柄休むことができずにつらい思いをしたことが何度もありました。

10年前から「首湯たんぽ」と「口テープ」を愛用するようになって以来、軽い風邪には何度もかかりましたが、仕事が辛くて寝込みそうな程のひどい状態にまで陥ったことは、幸いなことに一度もありません。

口テープの貼り方

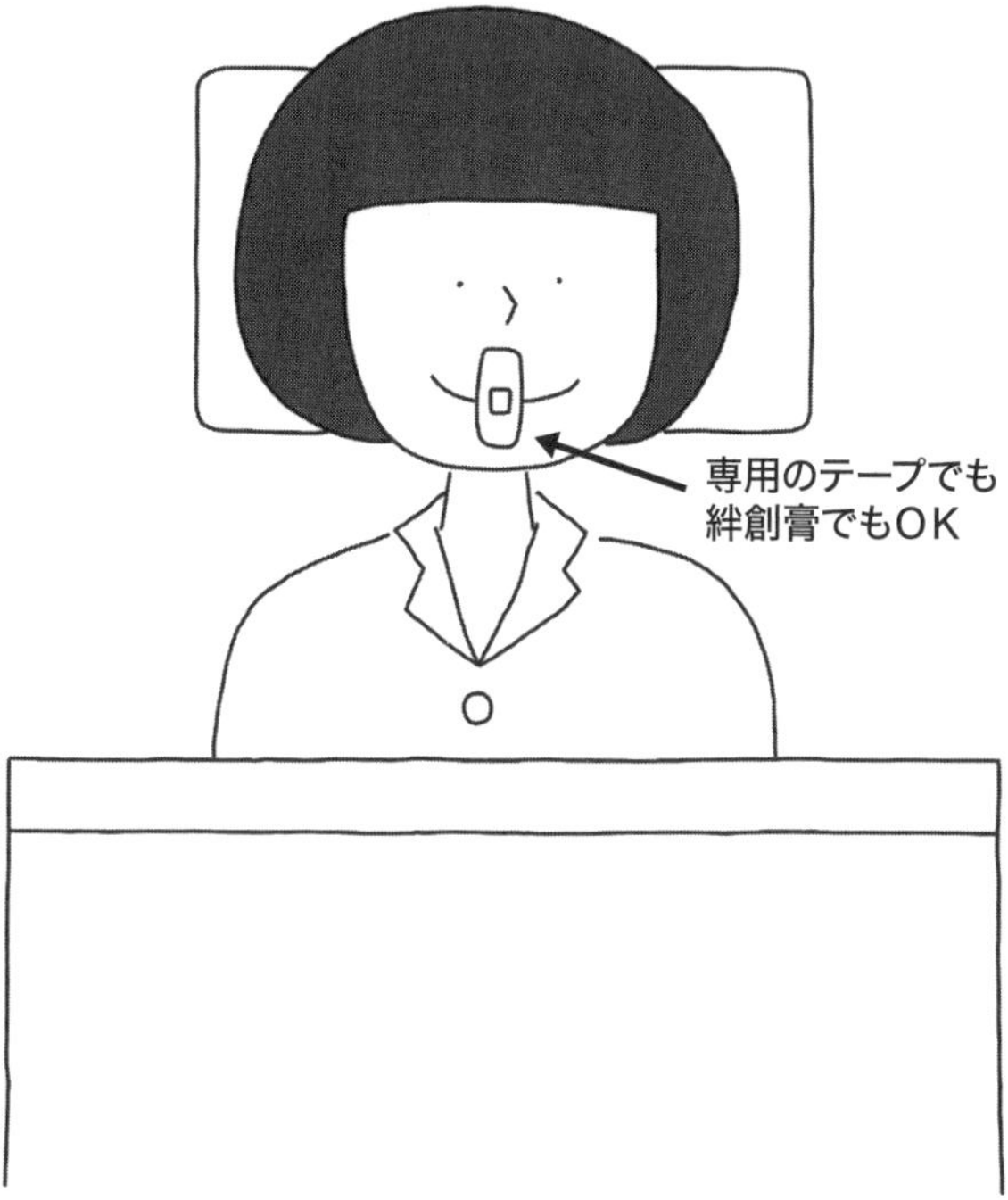

舌の先を上あごに押し当てる

●口呼吸の習慣はやめられる

慢性上咽頭炎と関連して、習慣にすることが大変重要な舌のお話をしたいと思います。まず、朝目覚めた時や無意識の状態で、舌の先がどこに触れているかを確認してみてください。舌の先端が下の歯の後ろについていればあなたは口呼吸の習慣の持ち主です。

口呼吸は人間が言葉を使うために人間のみが獲得した呼吸手段です。通り道が鼻毛や繊毛上皮《せんもうじょうひ》に覆われ、空気を浄化することができる鼻呼吸と異なり、口呼吸には空気を浄化する機能がありません。

鼻呼吸と口呼吸の違い

鼻呼吸

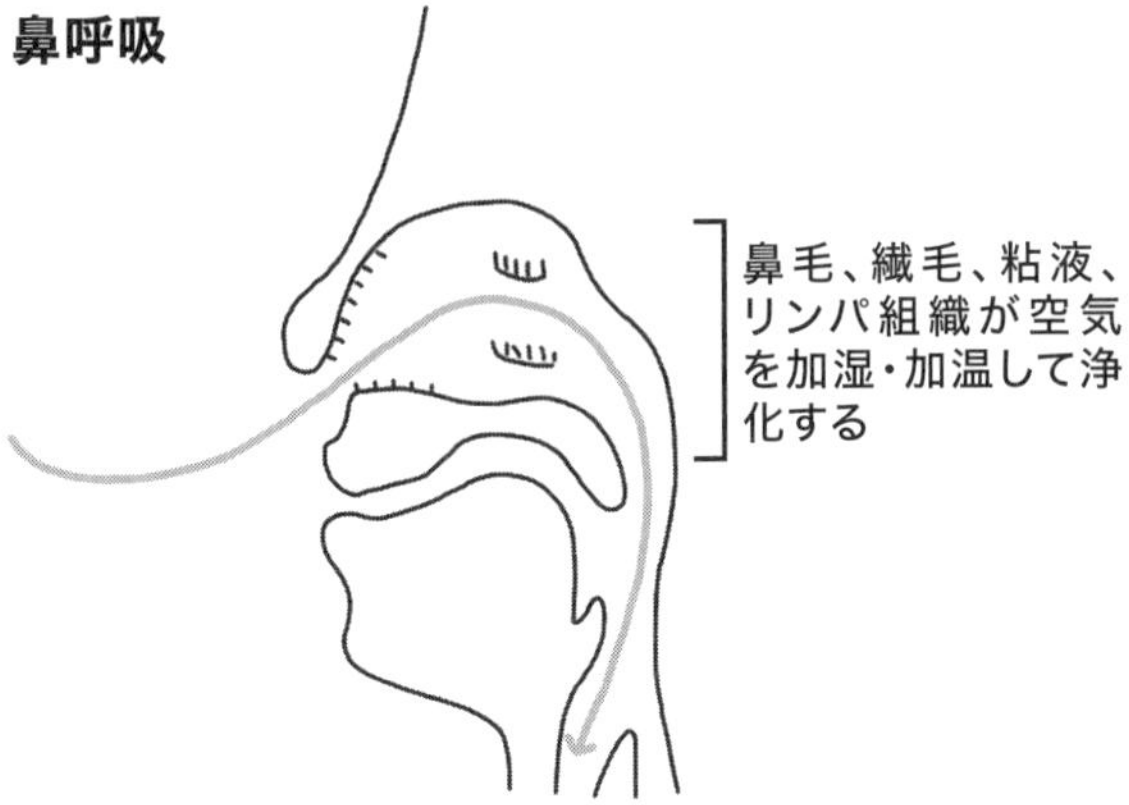
鼻毛、繊毛、粘液、
リンパ組織が空気
を加湿・加温して浄
化する

口呼吸

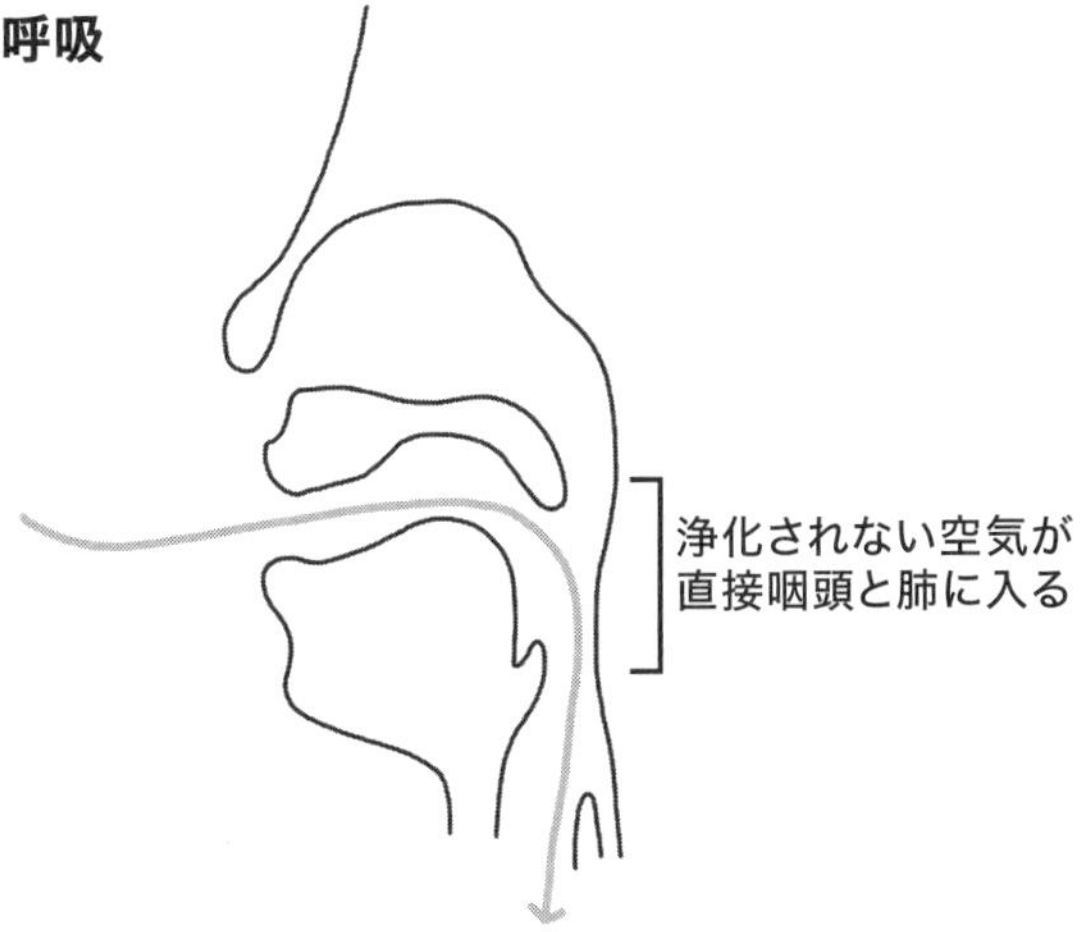
浄化されない空気が
直接咽頭と肺に入る

空気抵抗が低いのでその分、口呼吸は楽な呼吸です。末期がんなどで体力が衰えた人が口呼吸になるのはその方が楽だからです。

口呼吸で吸い込んだ空気は、鼻呼吸で吸い込んだ空気とは異なり浄化されていないため、ほこりやウイルス・細菌などの微生物が直接、のどに入ってしまいます。その一部は上咽頭にも流れ込みます。

人間以外の哺乳類では口腔の奥に位置する口蓋扁桃《こうがいへんとう》は食物の免疫学的バリアとしてのみ働きます。一方、言葉を話す人間の口蓋扁桃は食物のみならず、口呼吸をした際の空気の免疫学的バリアとしても機能します。それゆえ、体重当たりの口蓋扁桃の大きさは人間が哺乳類の中で最大です。鼻呼吸は口呼吸に比べて上咽頭にも扁桃にも優しい呼吸法です。

口を閉じていれば鼻呼吸になります。しかし、口を開けていても自然と鼻呼吸になる方法があります。

舌の押しつけ方

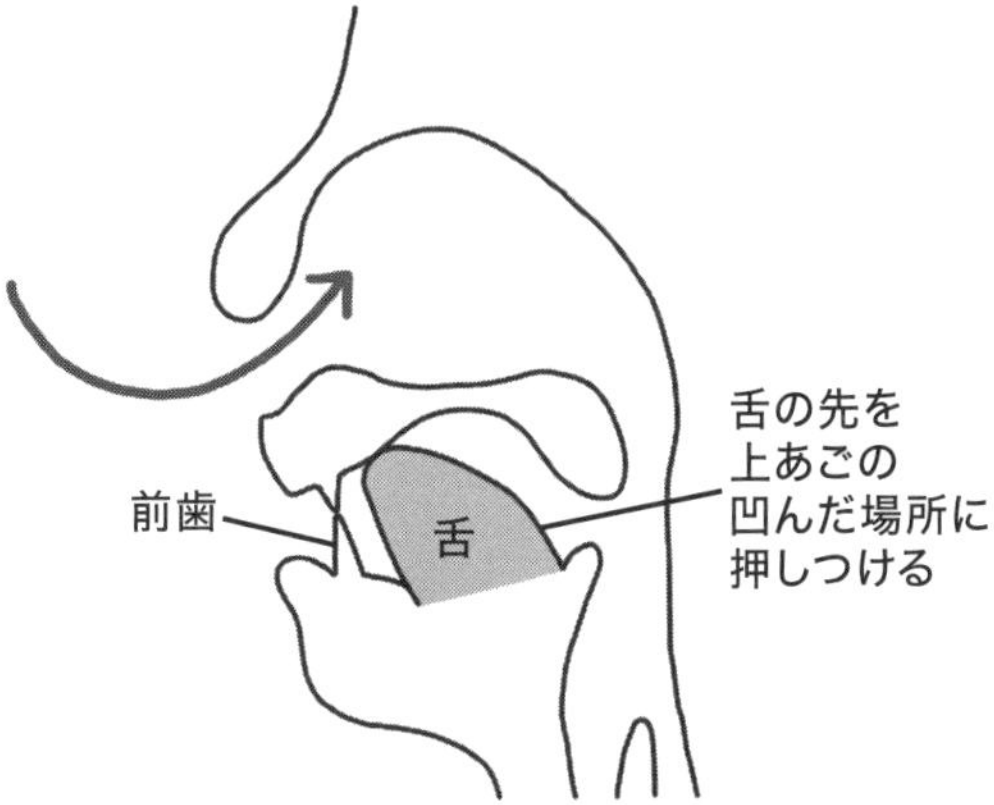
舌の先を
上あごの
凹んだ場所に
押しつける
前歯
舌

それは、**舌の先を上あごにギュッと押しつける**ことです。

試しに口を軽く開いたまま舌の先を上あごの凹んだ場所に押し当てて呼吸をしてみてください。

口が開いているのに自然に鼻呼吸になっているはずです。

日に何度も舌の先を上あごに押し付けることを意識するようにすると舌の先端の定位置が上あごになり、知らず知らずのうちに鼻呼吸の習慣が手に入ります。

ところが舌を押し上げる力が弱いと無意識に舌の位置が下がってしまいます。
そのような人は**舌の筋肉を鍛えましょう。**

意外に思う方もいるかもしれませんが、舌は横紋筋《おうもんきん》でできており腹筋や背筋などのように鍛えることができます。

舌の押し上げる力をつけるには、嚥下《えんげ》（飲み込み）に必要な舌と口蓋の接触力（舌圧）を強化するために開発された自主訓練用トレーニング用具である**「ペコぱんだ」**（ジェイ・エム・エス社）を活用するのがお勧めです。

寝る前に8分間、歯の手入れをする

●空気の通り道を清潔にする

日頃、たくさんの慢性上咽頭炎の患者さんを診療して感じるのは、口腔内に問題を抱えている方が多いということです。歯周病が動脈硬化や妊婦の胎児発育不全に関連していることは以前からよく知られていますが、最近では十分な歯周病ケアが、慢性腎臓病の予後《よご》や透析患者《とうせきかんじゃ》さんの生命予後を改善することが報告され注目を集めています。

歯周病菌は空気を嫌う嫌気性菌《けんきせいきん》が多く、空気の通り道である上咽頭の慢性炎症の原因になる可能性は少ないと思われますが、慢性扁桃炎《まんせいへんとうえん》の原因菌としては重要です。

扁桃はリンパ球が豊富な臓器なので、そこに慢性炎症が生じると免疫を介して全身に悪影響を及ぼします。それゆえ、口腔内の健全な状態を保つことは極めて重要と言えます。

人間の口腔と咽頭にはワルダイエルの扁桃輪《へんとうりん》と呼ばれる、外界からの侵入者から体を守る関所のようなリンパ装置が備わっています。口蓋扁桃はその関所の一つで、もう一つの重要な関所である咽頭扁桃《いんとうへんとう》（アデノイド）は上咽頭の一部です。

これは私の臨床医としての経験知ですが、慢性上咽頭炎のある患者さんが必ずしも口腔の状態が悪かったり、口蓋扁桃に炎症があったりするわけではありません。一方、**口腔の衛生状態に問題がある人は慢性扁桃炎と慢性上咽頭炎の両方を持っている**ことが実に多いです。

ワルダイエルの扁桃輪のすべてに悪影響を与え、口蓋扁桃にも上咽頭にも慢性的な炎症状態を引き起こす原因が口呼吸です。

不要な口呼吸は避けたいところですが、言葉を発する人間にとって、口呼吸は避けることができない自然現象です。

であれば、口呼吸において空気の通り道である口腔内の状態を清潔に保つ必要があります。81ページや84ページで紹介した、口テープや舌の先を上あごにつけ、鼻呼吸を習慣づけることとともに、ぜひ行ってください。

●まずは寝る前に8分間

朝と寝る前にしっかりと口腔ケアができれば理想的ですが、朝は忙しくて、せわしなくシャカシャカと歯磨きをするのがやっとという人が多いと思います。そこで、お勧めなのが**寝る前の8分間をかけた歯の手入れ**です。

まず毛先が柔らかめの歯ブラシを用いて（電動歯ブラシも可）、特に歯の根っこと歯肉を軽いタッチで、しかし、しっかりと5分間磨きます。

特に下あごの前歯の裏は歯垢《しこう》がたまりやすいので歯ブラシの柄に近い側の尖端を歯の根っ子に押し付けて歯垢を掻き出す要領で丹念に磨きます。

そして、歯ブラシでは歯と歯の間の歯垢はうまく取れないので歯間ブラシかフロスを使って3分間くらい時間をかけて丁寧に歯と歯の間にたまった歯垢を掻き出します。

8分間の歯のお手入れ法

①歯の根っこと歯肉を中心に5分

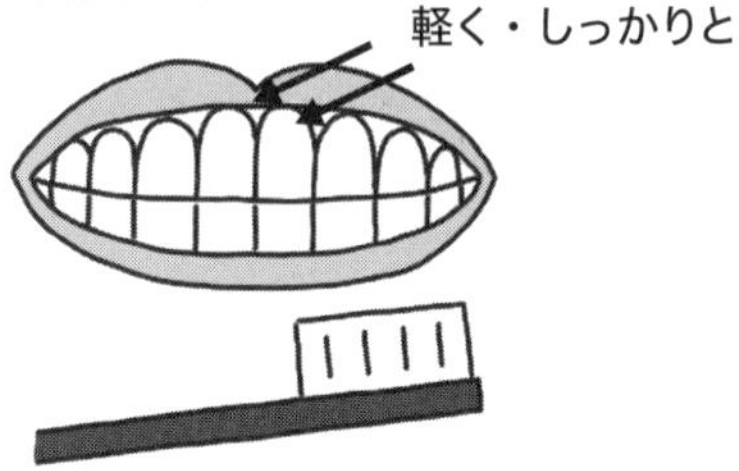
軽く・しっかりと

②下の前歯の裏は丹念に

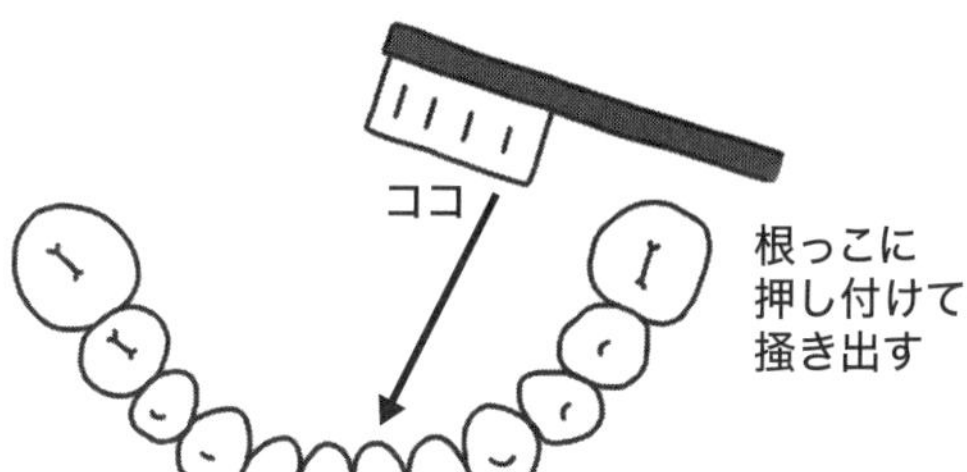
ココ
根っこに
押し付けて
掻き出す

③歯間ブラシ（フロス）で歯と歯の間を3分

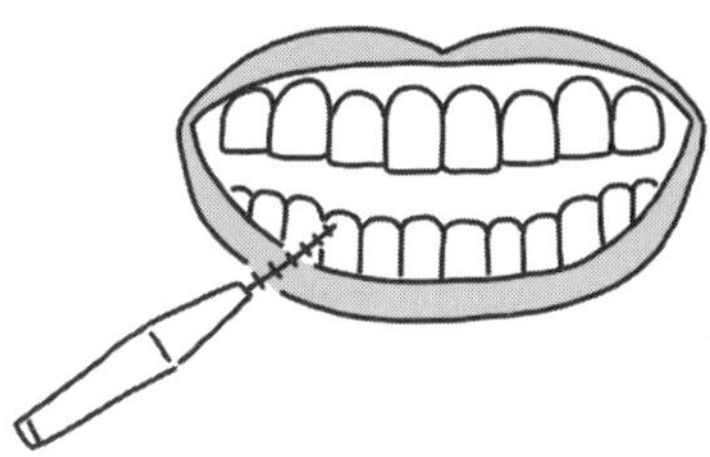

第3章

なぜ、上咽頭をこすると慢性上咽頭炎が治るのか

上咽頭擦過療法《じょういんとうさっかりょうほう》はこうやって行う

●鼻とのどから綿棒を入れてこする

この章では、ここまで何度も出ていた**上咽頭擦過療法《じょういんとうさっかりょうほう》**について、詳しく説明をしたいと思います。ここからは、上咽頭擦過治療の呼称を、英訳であるEpipharyngeal Abrasive Therapyを略した**〝EAT〟（イート）**で統一をします。

EATは、上咽頭炎の治療として効果的な上咽頭擦過治療で、**0・5〜1％の塩化亜鉛溶液をしみこませた綿棒を用いて、鼻とのどから直接上咽頭に薬液をこすりつける**方法です。塩化亜鉛溶液を軽く塗るだけではEATの効果は不十分です。効果をあげるEATのコツは綿棒を上咽頭にこすりつけることです。痛みが伴いますが、その分、高い効果が期待できます。

EATのやり方

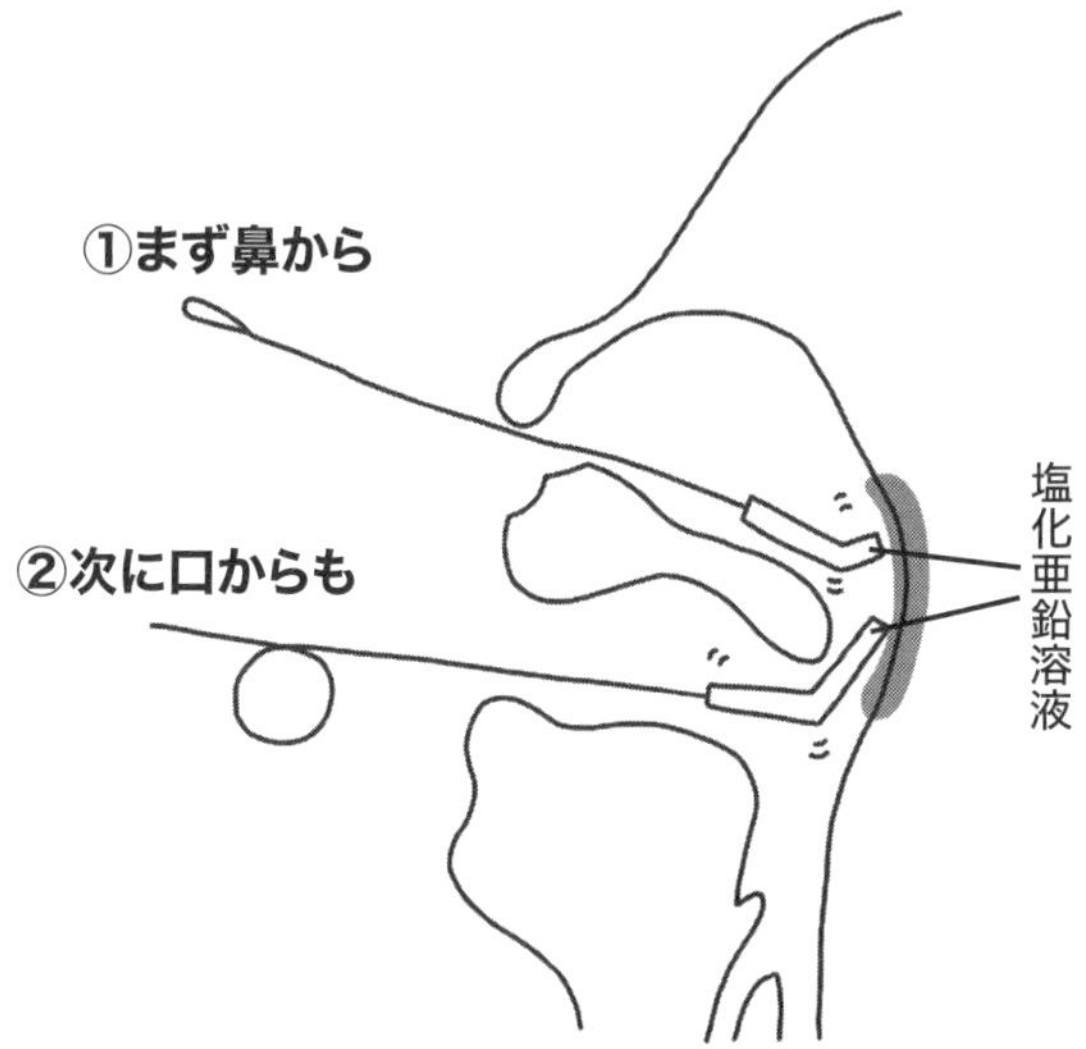

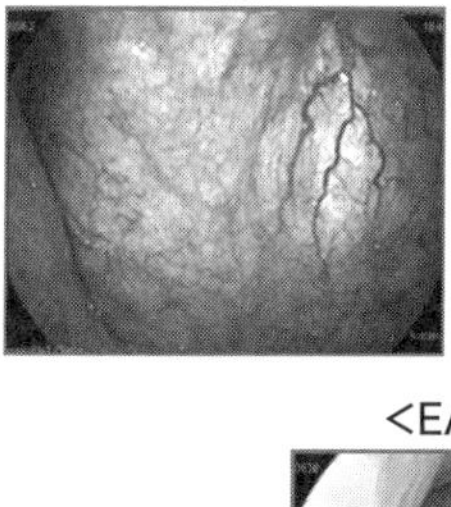
<正常>

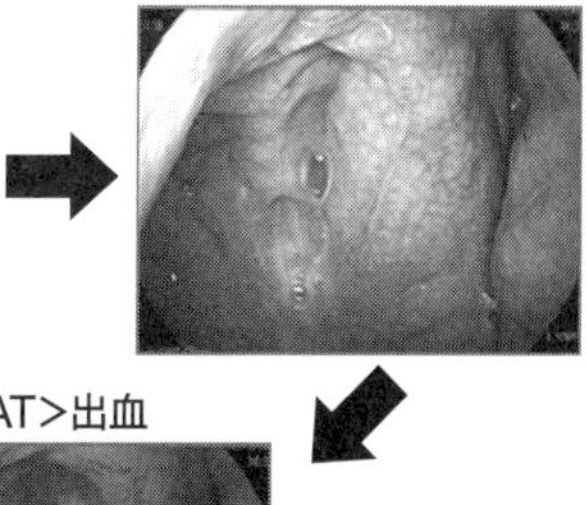
<慢性上咽頭炎>

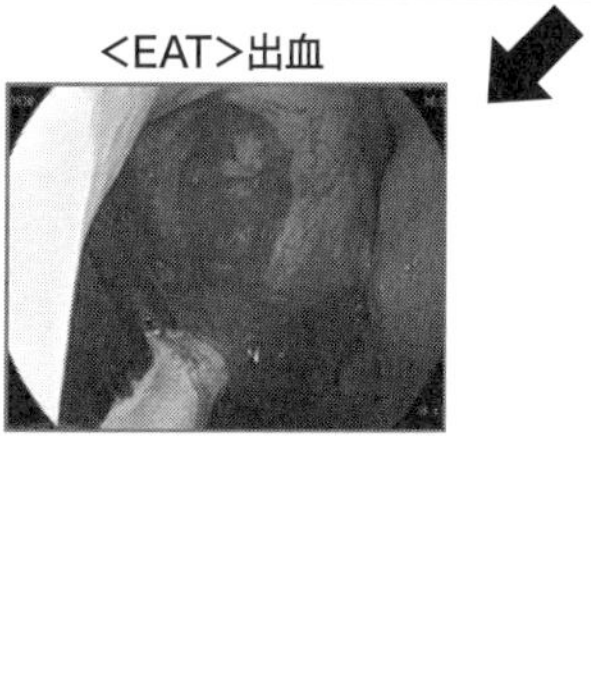
<EAT>出血

上咽頭擦過療法3つの効果

●様々な症状・疾患に効く理由

１９６０年代に注目された塩化亜鉛溶液を使った上咽頭擦過療法（ＥＡＴ）ですが、いつの間にか「万病に効く」という論調になり、そのことが結果的に医師の猜疑心《さいぎしん》を生み、その後の衰退のきっかけになったとされています。

たしかにＥＡＴを含め、万病に効く薬や治療法はこの世にありませんが、ＥＡＴが実に様々な症状や疾患に有効な場合があることは紛れもない事実です。

ではなぜ、これほどまでに多くの症状や疾患にＥＡＴが影響を与えるのでしょうか。ここではその重要なメカニズムについて説明します。塩化亜鉛溶液を用いたＥＡＴには少なくとも三つの作用のメカニズムがあります。

【効果1】ウイルスや細菌を殺し、炎症を抑える

●亜鉛による収斂作用と殺菌作用

ＥＡＴがもたらす一つ目の作用は、亜鉛による収斂作用《しゅうれんさよう》（タンパク質を変性させることにより組織や血管を縮める作用）と殺菌作用です。

つまり**炎症部位の直接的な消炎作用**で、炎症が強いほど痛みを伴います。感冒《かんぼう》（風邪）の時には必ず急性上咽頭炎が起こりますが、塩化亜鉛を上咽頭に塗布すると痛いけれど早く治るのはこのためです。

亜鉛は銀、銅、アルミニウムに比べると弱いものの殺菌作用を有し、抗ウイルス作用もあることから海外では咽頭炎の際に亜鉛を含有したのど飴が用いられていると聞いています。

ここで風邪のメカニズムを確認しておきましょう。

まず、空気感染によって侵入してきたウイルスや細菌が、体の関所である上咽頭で、体を外敵から守る役目を担うリンパ球や顆粒球《かりゅうきゅう》と戦闘状態になります。

次にウイルスや細菌が上咽頭で退治されずに、関所を突破してしまうと、血流に乗って体の全身を駆け巡り、ウイルス血症《けっしょう》、菌血症《きんけっしょう》を引き起こし、全身倦怠感《ぜんしんけんたいかん》、関節痛、筋肉痛などの全身症状が現れます。

こうしたことからもウイルスや細菌が上咽頭という関所に留まっている**風邪の早い段階で、塩化亜鉛という強力な武器で敵を叩いてしまうのが効果的**です。

一方、長引く風邪の場合でも、関所での戦いがいつまでも続いているわけですから**EATで戦いに決着をつけるメリットは大きい**でしょう。

咳や痰がいつまでも続いている長引く風邪の患者さんには積極的にＥＡＴを行うことを勧めています。

塩化亜鉛がウイルス・細菌を倒す

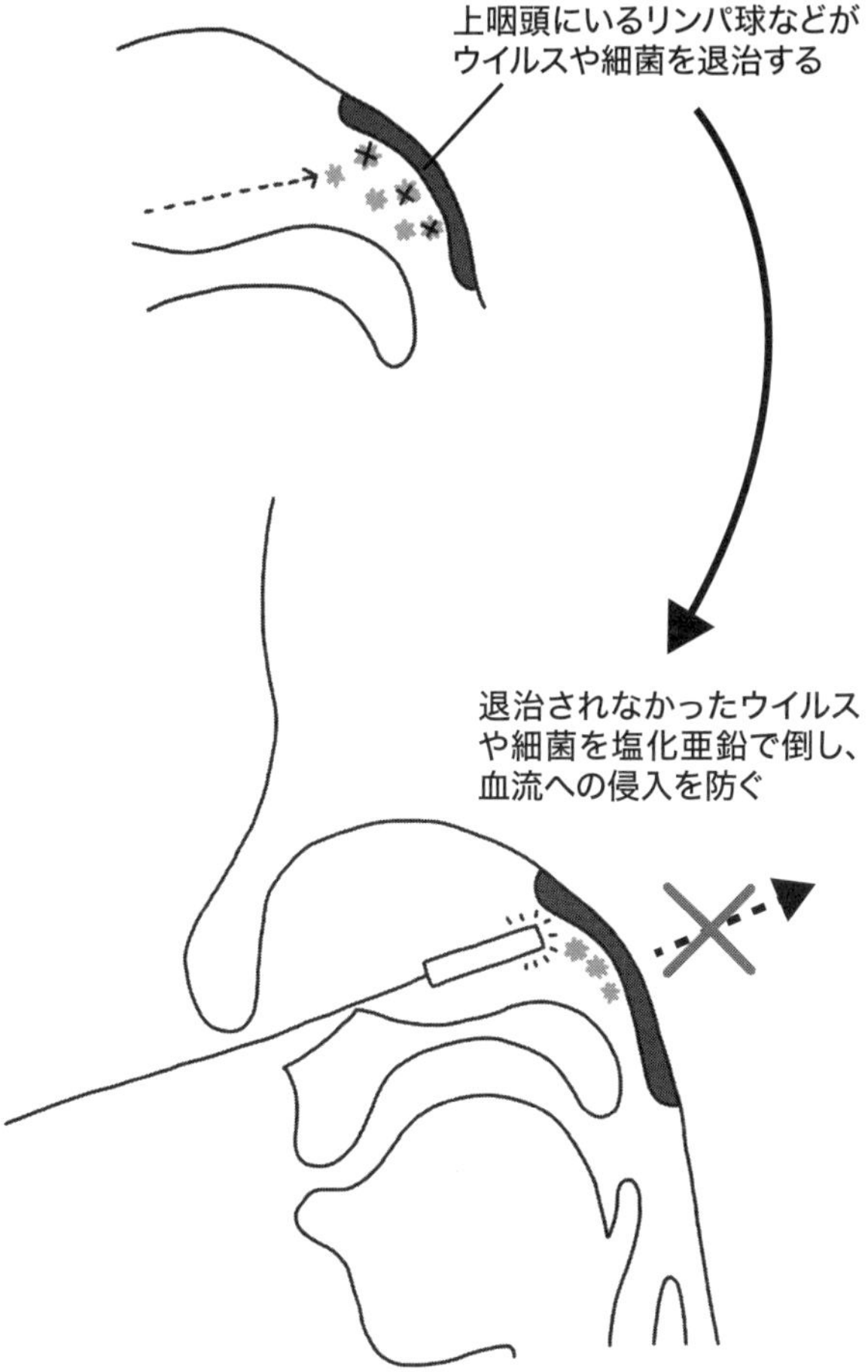
上咽頭にいるリンパ球などが
ウイルスや細菌を退治する
退治されなかったウイルス
や細菌を塩化亜鉛で倒し、
血流への侵入を防ぐ

上咽頭は健常者でも戦闘準備状態の活性化リンパ球が繊毛上皮細胞間《せんもうじょうひさいぼうかん》に存在する特異な部位で、炎症の急性期のみならず慢性期の段階でも活性化リンパ球の増殖が認められ、塩化亜鉛の収斂作用により炎症の鎮静化が期待できます。

実際、咽頭炎症状が長引いている患者さんにEATを施行すると激しい上咽頭炎があることが確認されますが、その後は速やかに咽頭痛、咳、痰などの咽頭炎症状が改善することを日常臨床でしばしば経験しているところです。

このEATで炎症が治まることによって、**関連痛や上咽頭炎の影響を受ける筋肉の緊張がほぐれます。**その結果、頭痛（緊張性頭痛）、肩こり、首こり、背部《はいぶ》重苦感《じゅうくかん》などの症状が緩和されます。

また、炎症が治まることで、上咽頭で**免疫細胞が慢性的に刺激されることがなくなります。**そして、それがIgA腎症などの糸球体腎炎《しきゅうたいじんえん》、掌蹠膿疱症《しょうせきのうほうしょう》などの皮膚炎、関節炎、炎症性腸疾患《えんしょうせいちょうしっかん》などの活動性の低下につながると考えられます。

【効果2】たまった炎症物質や老廃物を排出する

●たまっていたリンパ球や炎症物質が排出される

二番目はＥＡＴによる**瀉血作用**《しゃけつさよう》です。「瀉血」とは、血液を除去するという意味で、**ＥＡＴによる瀉血で、上咽頭のうっ血状態が改善されます。**

「ちょこ、ちょこＢスポットは効かない」

私はＥＡＴを受けた経験のある患者さんたちから、これまでこの言葉を何度も耳にしました。

ＥＡＴを実施して最初に驚かされるのは、炎症があると驚くほど出血をするということです。

そして、出血が激しい場合は処置後の鼻出血を伴いますが、この鼻出血は上咽頭の拡張した細静脈叢《さいじょうみゃくそう》からの出血です。

いわゆる「鼻血」と言われるのは、左右の鼻の穴を隔てる壁の前下部である、キーゼルバッハ部位の細い動脈からの出血です。この出血と異なり、ＥＡＴ処置後の鼻出血は、無処置にて数分以内に止血します。

この出血現象は塩化亜鉛溶液をつけない状態の綿棒擦過でも同様に認められることから、上咽頭粘膜下のうっ血状態にある細静脈叢を綿棒擦過することにより生じる機械的な瀉血作用とみなすことができます。

また、慢性上咽頭炎患者では、内視鏡検査で粘膜下浮腫《ねんまくかふしゅ》を反映して静脈網の不鮮明化が認められるため、リンパ流路のうっ滞による組織間液の貯留が起きていることがわかります。

EATによる炎症物質排泄のしくみ

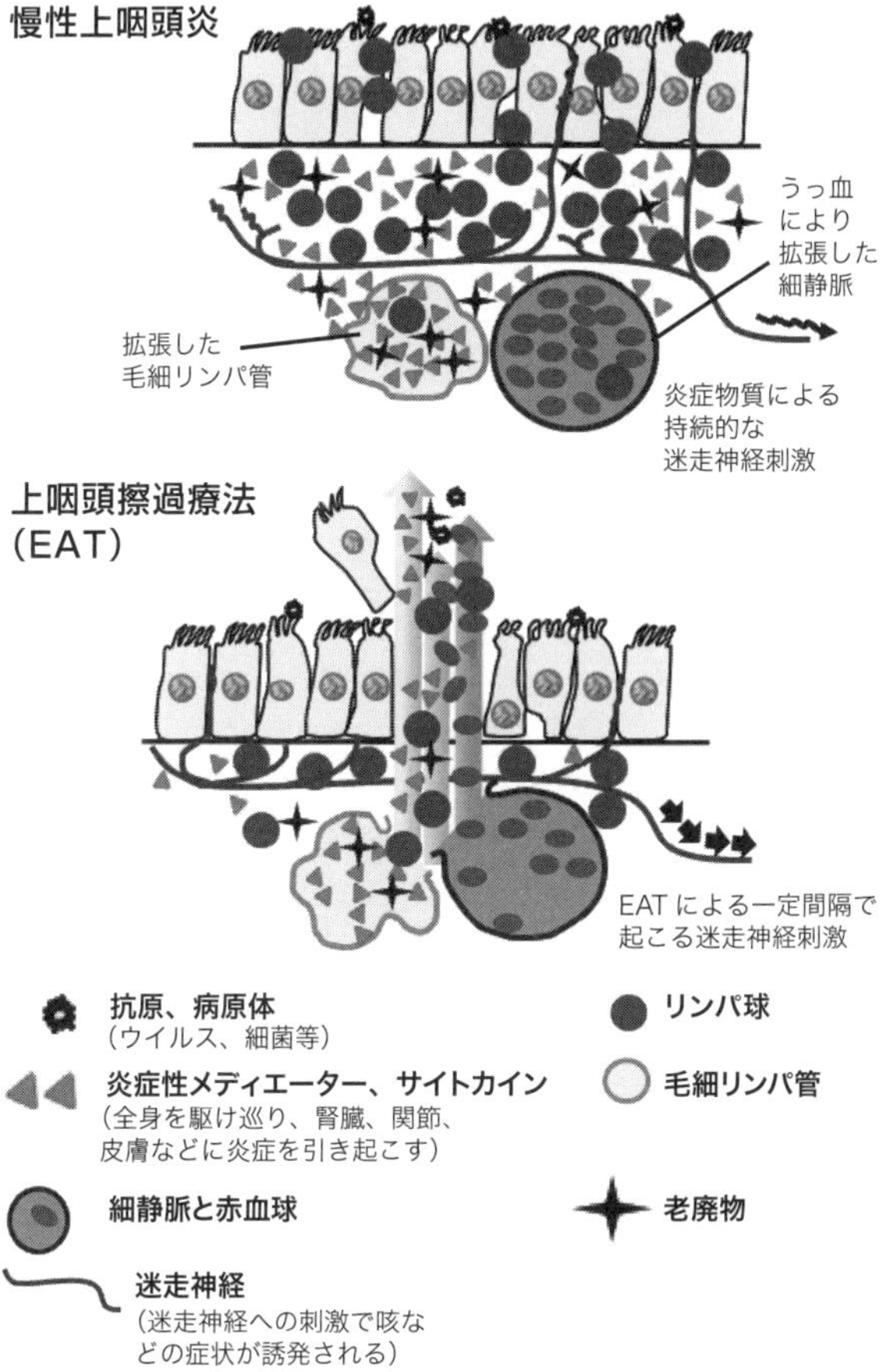

引用文献　Hotta et al., J Antiretrovir 2017 9:4
DOI: 10.4172/1948-5964.1000168

そして、このリンパ流路のうっ滞により貯留した組織間液の粘膜表面への浸み出しを臨床的には後鼻漏として自覚することとなります。

ＥＡＴによる瀉血により、上咽頭にたまった、体の各所で炎症を起こす原因となる活性化リンパ球、炎症性サイトカイン等の炎症性メディエーターや、うっ滞した組織間液、老廃物などが機械的に除去されることになります。

●たまっていた脳の老廃物が排出される

そして、この瀉血には、もう一つ重要な効果があると私たちは考えています。

それは、**脳リンパ路の流れが改善される**ことです。

具体的に説明をしていきましょう。

私たちには、体の老廃物を運ぶ装置として、「リンパ系」が備わっています。リンパ管は、血管と同じように、全身に張りめぐらされており、この中をリンパ液が流れており、これをリンパ系と言います。

このリンパ液は、体の組織と組織の間にある液体（組織間液）が集められたものです。

そして、重要なことに脳にはリンパ管がありません。そのためアルツハイマー病の原因とされる「アミロイドβ蛋白《たんぱく》」など、脳がつくった老廃物は脳脊髄液《のうせきずいえき》がリンパ管の代わりにリンパ液として脳の外に運び出します。

脳内の細胞には大きく分けて神経細胞とそれ以外の細胞（グリア細胞）の2種類があり、グリア細胞は神経細胞の栄養補給や脳のバリア機構など様々な役割を担っています。

覚醒時の脳は、神経細胞とその隙間を埋めるグリア細胞、血管などでみっちりと埋め尽くされています。そのため、細胞間の隙間が狭いため体液（脳脊髄液）の流れも緩慢で、老廃物を押し流すには不十分です。

一方、睡眠中には、グリア細胞が縮んで、血管の周囲に大きな隙間ができ、脳脊髄液が十分流れるようになり、神経細胞から産出された老廃物を洗い流すリンパ流となります。

つまり脳の掃除は夜寝ている間に行われるため、睡眠不足だと脳の清掃ができなくなり老廃物が脳にたまり、体調不良の原因となるのです。

脳の外に出たリンパ液はリンパ管に入ります。そして、咽頭はリンパ管網が発達しており、脳から排出したリンパ液の重要な通り道で、深頸部《しんけいぶ》リンパ節に繋がっています。このことに関しては最近、脳室内に色素を注入する実験により咽頭のリンパ管を通って深頸部リンパ節に到達する脳リンパ排出路が証明されました。

リンパ液うっ滞のしくみ

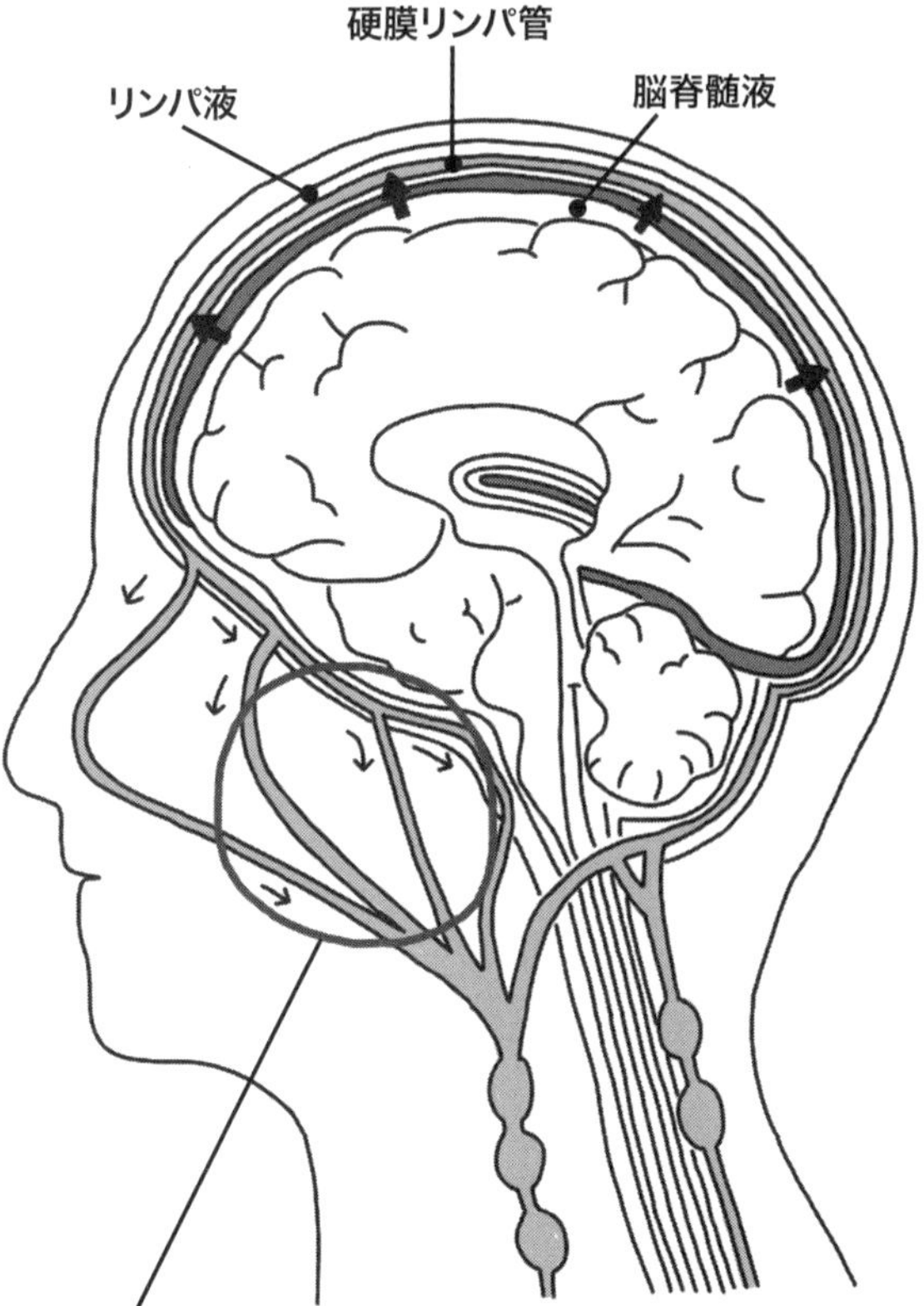

慢性上咽頭炎が起きると
リンパ管が拡張して、リ
ンパ液のうっ滞が生じる
→
脳の老廃物の排出障害が
生じ、神経・内分泌系障
害を引き起こす

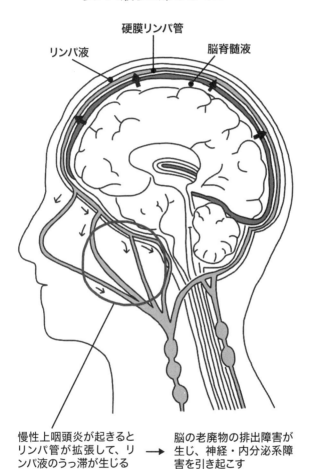

この通り道の途中である上咽頭に炎症が起きると細静脈のうっ血だけでなく、細いリンパ管も拡張してリンパ流路の通過障害が生じます。脳から排泄された下水が詰まるイメージです。

その結果、脳細胞の掃除ができない状態に陥ります。

この状態が慢性上咽頭炎患者で認められる、神経・内分泌系障害と深く関わっていると想定されます。

EATによる瀉血で上咽頭のうっ血状態が改善されると、この部位の**リンパ管のうっ滞が解除され、リンパ流が改善し、脳の老廃物が下水道を通ってスムーズに排泄されるようになり、脳細胞の機能回復につながる**と考えられます。

●脳の機能が回復し、神経・内分泌系の異常が改善する

脳リンパ流の改善は視床下部《ししょうかぶ》や大脳辺縁系《だいのうへんえんけい》を代表とする**神経・内分泌系の異常の改善**につながります。

具体的には、全身倦怠感、全身痛、めまい、うつ気分、羞明《しゅうめい》（目がまぶしい）、朝の起床困難、不眠、ムズムズ脚、認知機能低下、記憶力低下などの症状です。

大脳辺縁系は、人間の脳で食欲、性欲、睡眠欲、意欲、などの本能、喜怒哀楽、情緒、神秘的な感覚、睡眠や夢などをつかさどっており、記憶や自律神経活動に関与しています。大脳辺縁系の海馬《かいば》は記憶と関連しており、海馬の機能が低下すると記憶力が低下します。

43ページで紹介したCさんの暗記教科の成績向上にはEATにより**それまで低下していた海馬機能が回復した**ためと考えられます。

【効果3】免疫疾患の炎症を抑える

●迷走神経の刺激作用が働く

ホットプレートなどに触れて、無意識に手を引っ込める——そのような経験をお持ちの方は多いと思いますが、これは、私たちの体には神経反射という仕組みが備わっていることによるものです。

この神経反射のメカニズムを治療に結び付けようという考えが最近注目され、なかでも**迷走神経反射《めいそうしんけいはんしゃ》を活用した治療**の研究が進んでいます。

そして、ＥＡＴもこの治療法の流れに位置付くものだと私たちは考えています。

迷走神経とは、延髄から出ている脳神経の一つで、咽頭・喉頭《こうとう》・食道上部の運動神経、腺の分泌神経などを含みます。脳神経でありながら、体内で多数枝分れして複雑な経路をとり、腹腔《ふくくう》にまで広く分布しているところから、このような名前がつけられました。

自律神経のうち、副交感神経はこの迷走神経が大部分を占め、頸部、胸部、腹部の臓器に分布します。

副交感神経にある迷走神経は、咽頭・喉頭の粘膜・嚥下・発声・気管・食道・胃・小腸などの運動の促進、消化腺の分泌促進、心拍数の抑制などを行いますが、自律神経障害と深い関係があり、また、脳の深部を活性化する働きがあります。

この迷走神経の働きに着目した治療法に、１９３０年頃に開発された**星状神《せいじょうしん》経節《けいせつ》ブロック**という治療があります。星状神経節ブロックは、頸部にある交感神経節に局所麻酔薬を注入し、交感神経を一時的にブロックすることにより、副交感神経を優位にさせる治療法で、間接的に迷走神経刺激の状態をつくります。
星状神経節ブロックは、手術後《しゅじゅつご》交感神経《こうかんしんけい》依存性疼痛《いぞんせいとうつう》、突発性難聴《とっぱつせいなんちょう》、顔面神経《がんめんしんけい》麻痺《まひ》、帯状疱疹後神経痛《たいじょうほうしんごしんけいつう》、多汗症などの疾患を対象に、現在では主にペインクリニックで実施されています。約90年の歴史があり、２００種類以上の病気に効果があることが知られており、その数はまさに「万病」と言えます。

迷走神経を人為的に刺激すると、刺激が脳幹に伝達された後、今度は脳から全身に分布する臓器に伝わります。なかでも、**脾臓《ひぞう》が脳からの迷走神経刺激を受けると炎症を抑制する働きのあるアセチルコリンを分泌するTリンパ球が放出される**ことが知られています。

つまり、**迷走神経刺激により、免疫疾患の炎症を抑制できる**可能性があるわけです。

星状神経節ブロック対応症状

- □ 風邪とその予防
- □ 自律神経失調症
- □ 本態性高・低血圧症
- □ 甲状腺機能亢進・低下症
- □ 拒食症、過食症
- □ 起立性調節障害
- □ 乗り物酔い
- □ 立ちくらみ
- □ パニック障害
- □ 不眠症、過眠症
- □ 脳卒中後痛、脳卒中後片麻痺
- □ 関節リウマチ
- □ 術後合併症
- □ 多発性硬化症
- □ ベーチェット病
- □ シェーグレン症候群
- □ 重症筋無力症
- □ 痛風
- □ 伝染性単核球症
- □ 慢性疲労症候群
- □ 反射性交感神経性萎縮症
- □ カウザルギー
- □ 幻肢痛
- □ 断端痛
- □ 癌
- □ 糖尿病
- □ 冷え性
- □ 肥満症
- □ 低体温症
- □ 再生不良性貧血
- □ 骨粗鬆症
- □ 吃逆
- □ 化学物質過敏症
- □ 偏頭痛、緊張型頭痛
- □ 頚性頭痛、群発頭痛
- □ 側頭動脈炎
- □ 脳血管攣縮
- □ 脳血栓、脳梗塞など

引用文献　若杉文吉『ペインクリニック診断・治療ガイド』〈第2版〉（日本医事新報社、1998年、p.308）

近年、このメカニズムを活用して頚部の迷走神経に電気刺激を与える装置を用いて、関節リウマチやクローン病などの自己免疫疾患を治療する（vagus nerve stimulation、**VNS**）試みが注目を集めています。

元来、VNSはてんかん発作の発生を軽減する治療ですが、最近では頭痛や自己免疫疾患にまで治療応用が広がってきています。現在、クローン病などの炎症性腸疾患、関節リウマチ、喘息《ぜんそく》、肥満、糖尿病、慢性疲労などが治療対象の候補としてあがっていますが、理論上は星状神経節ブロックが有効な疾患はほとんどすべて網羅することになると思われます。

この治療には、電気刺激発生装置を胸部に埋め込み、そこからリード線を延ばして頚部の迷走神経に巻付ける手術が必要です。原理と手術は心臓ペースメーカーとよく似ています。

そして、上咽頭は迷走神経線維が豊富な部位であり、私たちは**EATにより迷走神経刺激装置と類似の効果が期待できる**可能性を考えています。

EATと星状神経節ブロック、VNSとの比較

治療法	EAT	星状神経節ブロック	VNS
原理	上咽頭粘膜の迷走神経受容体への機械的刺激	交感神経ブロックによる迷走神経優位状態の誘導	頚部迷走神経の電気的刺激
方法	綿棒を用いた上咽頭擦過。	首の前にある星状神経節（交感神経）に局所麻酔薬を注射することによって、神経の伝達を遮断して交感神経の緊張を緩める。	電気刺激発生装置（ジェネレーター）を胸部に埋め込み、そこからリード線を延ばして左頚部の迷走神経に巻付け、電気刺激で迷走神経を刺激する。
長所	簡便で安価。迷走神経刺激以外の機序による相乗効果を有する。	長い歴史と実績があり、その有用性と限界がすでに認知されている。	科学的根拠を重視し、機序が明確。
短所	炎症があると痛みを伴う。科学的根拠が現状では不十分。診療報酬が低く医師に魅力乏しい。	術者に熟練が必要。手技と効果に一定のリスクを伴う。	高価。手術が必要。実績が現状では不十分。

星状神経節ブロックやVNSを用いた治療とEATの優劣を比較することは現状ではできませんが、星状神経節ブロックでは星状神経節への局所麻酔注入が必要であるため術者の熟練が必要であること、そして、VNSでは電気刺激発生装置の胸部埋め込みが必要で高価であることを考慮に入れると、**EATは簡便で患者に負担のない迷走神経刺激治療**と言えます。

以上の、**①亜鉛の収斂・殺菌作用、②瀉血作用、③迷走神経刺激作用**という三つのメカニズムが相乗的に働いてEATの多彩な臨床効果が得られると考えられますが、それを明確にするには今後、さらなる科学的な検証が必要であることは言うまでもありません。

ところで瀉血作用と迷走神経刺激作用は、塩化亜鉛をつけない綿棒の擦過でも効果が期待できます。「線維筋痛症」のような痛みに敏感な患者さんは、EAT

EATの作用と症状改善のしくみ

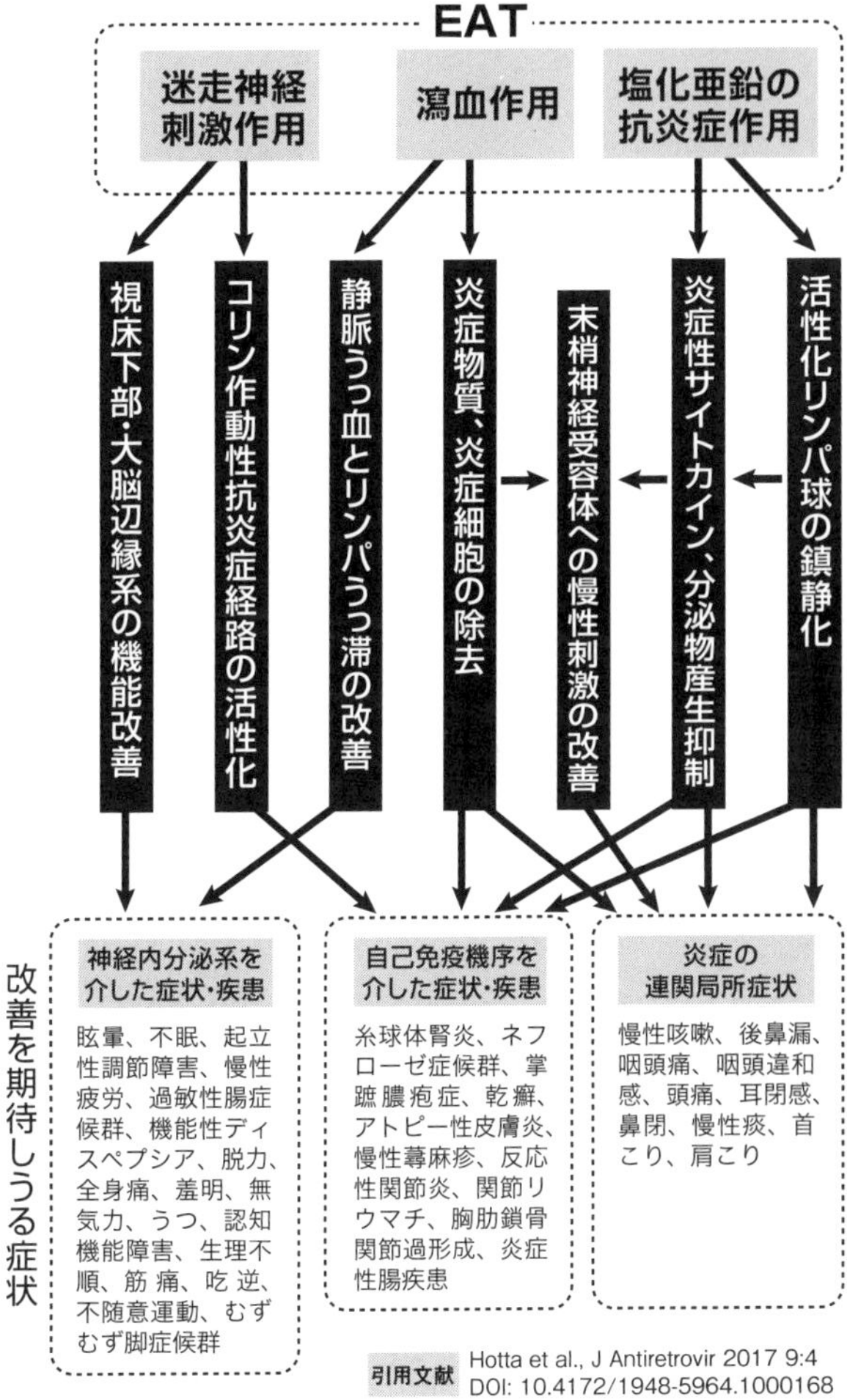

引用文献　Hotta et al., J Antiretrovir 2017 9:4
DOI: 10.4172/1948-5964.1000168

の痛みではじめのうちは、症状がかえって悪化してしまう場合もあります。そのような場合は、塩化亜鉛溶液をつけない鼻綿棒だけのＥＡＴがおすすめです。

第4章

慢性上咽頭炎は「万病のもと」

慢性上咽頭炎が悪化する6つの理由

●風邪がきっかけで上咽頭炎が始まる

ここまで、ＥＡＴの効果を中心にお話してきましたが、最後に慢性上咽頭炎がどのような原因で生じ、またどうして慢性上咽頭炎が様々な体の不調の震源地になるかについてまとめたいと思います。

上咽頭は鼻腔の後方に位置し、ここで左右の鼻孔《びこう》から吸い込んだ空気が合流して、下方の気管に向かって流れが変わる、中咽頭へと続く空気の通り道です。

しかし、上咽頭は単なる空気の通り道ではありません。

上咽頭の表面を覆う繊毛上皮細胞《せんもうじょうひさいぼう》の間には多数のリンパ球が入り込んでおり、上咽頭そのものが免疫器官の役割を担っています。

健康な人でも、上咽頭表面は「生理的炎症状態」にあり、上咽頭を綿棒で擦過すると多数の活性化状態のリンパ球が採取されます。つまり、上咽頭のリンパ球は健康な人でも戦闘準備状態にあり、細菌やウイルスなどの病原体が侵入するとすぐに戦闘に突入できるようになっているのです。

この生理的炎症の状態から細菌やウイルスの感染などがきっかけで炎症が強くなった状態が「病的炎症」で、その典型が感冒《かんぼう》（風邪）です。感冒では最初に急性上咽頭炎が起き、その結果、のどの痛みや痰などの自覚症状が生じます。

また、上咽頭は神経線維が豊富で迷走神経が投射しており、自律神経とも密接な関係があるため、関連痛として上咽頭に比較的近い部位である首や肩のこりや頭痛が生じます。

「ひどい肩こりを感じたら、実はインフルエンザの始まりだった」という経験を持っている人は少なくないと思いますが、この肩こり症状も実は急性上咽頭炎の関連症状です。

上咽頭に風邪などの細菌やウイルスが侵入してくると、私たちの身体の免疫システムが働いて攻撃を開始し、これを倒します。つまり、急性上咽頭炎は、免疫力が高ければすぐ治る病気です。ところが、寝不足が続いている、疲れている、ストレスがあるといった、**免疫力が下がっている状態で風邪をひくと、風邪はなかなか治りません。**そして風邪が治らないことによって、この上咽頭炎が慢性化し、様々な不調を引き起こすのです。

●慢性上咽頭炎悪化その他の原因

次に、風邪以外の、慢性上咽頭炎が悪化する原因をご紹介しましょう。

慢性上咽頭炎が悪化する6つの理由

❶ 風邪（急性上咽頭炎）の慢性化

❷ 粉塵、タバコ、黄砂

❸ ある種のワクチン（HPVワクチン等）

❹ ストレス

❺ 低気圧

❻ 寒冷

↓

予防のポイントでもある

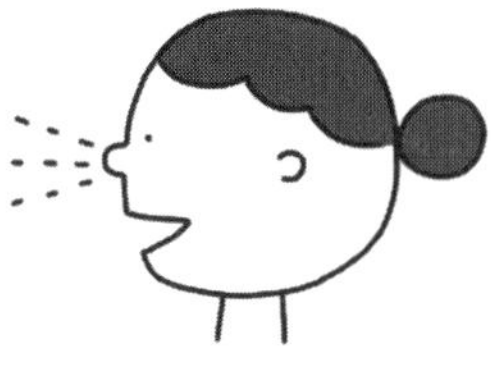

①粉塵、タバコ、黄砂

健康な人でも上咽頭表面は「生理的炎症」状態になっています。そのため、タバコの煙、粉塵、黄砂などの刺激性の高い物質が含まれた空気を吸い込むとそれだけでもリンパ球が戦闘状態に突入し慢性上咽頭炎になってしまいます。

②ある種のワクチン（HPVワクチン等）

ワクチンには自身の免疫の活性作用のあるアジュバント（HPVワクチンの場合はアルミニウム）が含まれており、このアジュバントが体調不良の原因をつくる**「アジュバント病」**という概念が提唱されています。**HPVワクチン**接種後の深刻な体調不良は社会問題にまでなっていますが、アルミニウム塩をアジュバントとしている**B型肝炎ウイルスワクチン**でも同様の副反応が報告されています。

アジュバントは免疫を活性化する作用があるため、もともと軽度だった慢性上咽頭炎が、このワクチンを接種することで過度に活発になり、重症化した可能性があると私たちは考えています。

実際、ＨＰＶワクチンの副反応で、慢性疲労症候群を中心とした様々な体調不良を生じた患者さんには例外なく強い慢性上咽頭炎が存在しています。

③ストレス

過度のストレスが体によくないことはよく知られています。ストレスの中枢は視床下部ですが、視床下部はその近くにある喜怒哀楽などの情動や記憶と関連が深い大脳辺縁系から強い影響を受けます。

ＥＡＴにより視床下部や大脳辺系の機能が改善し、様々な自律神経機能障害やうつ気分や記憶力が回復することを１１０ページでご紹介しましたが、興味深いことに、ストレスが慢性上咽頭炎の悪化を引き起こすことがあります。その典型が**「ストレス咳嗽《がいそう》」**です。痰《たん》のない空咳《からぜき》が特徴です。このような患者さんは慢性上咽頭炎がありＥＡＴを繰り返すと症状が軽快します。

つまり、上咽頭→視床下部・大脳辺系という関連（自律神経機能障害など）と視床下部・大脳辺縁系→上咽頭（ストレス咳嗽など）という双方向で互いに影響を及ぼしあっている可能性が示唆されます。私たちはこの現象を「上咽頭・視床下部・大脳辺縁系相関」と呼んでいます。

④低気圧

もう一つは気圧の変動です。天気が悪いと頭痛、だるさ、めまい、肩こり、うつなどが出現する、あるいは悪化する**「気象病」**という原因不明の疾患概念があります。また、慢性疲労症候群や偏頭痛などのいわゆる機能性身体症候群の患者さんには、雨が降る前の低気圧の接近に伴い、症状が悪化することが高い頻度で認められています。

実際、HPVワクチン接種後の体調不良による入院中、集中的なEATで回復途上にあった5名の患者さんが、台風急接近に伴い一斉に頭痛や全身倦怠感、脱力などの体調悪化を来し、当院のスタッフも私も慌てたことがありました。

動脈と異なり静脈やリンパ管は管の壁が薄く気圧の変動の影響を受けます。気圧が低下すると静脈壁やリンパ管の外からの圧が低下するため体の静脈やリンパ管は拡張します。つまり、**気圧の低下が上咽頭のうっ血とリンパうっ滞状態の悪化を来して、その結果、上咽頭のリンパ路の通過障害が悪化する**のが体調悪化の一因ではないかと私は考えています。

前述した堀口先生と並ぶ偉大な先達のひとり、山崎春三先生は低気圧が慢性上咽頭炎の悪化因子であることを50年以上前にすでに指摘しています。

⑤寒冷

寒冷は慢性上咽頭炎を悪化させます。風邪が流行する冬場は確かに気をつけなければいけませんが実は**夏場の冷房が要注意**です。第2章でも少し触れたように、首の後ろが冷えると慢性上咽頭炎の悪化につながります。

私は自分たちのクリニックのある仙台以外に、東京と愛知で月に一度のＩｇＡ腎症専門外来を行っています。ある夏の日の東京と愛知の外来で風邪もひいていないのに慢性上咽頭炎と腎炎の両方が一致して悪化した症例に連続して出会う機会がありました。不思議に思い、日常生活をよくよく聞いてみるとこの患者さんたちが暑くて寝苦しいため氷枕をして寝ていたことが判明しました。

首の後ろを冷やすとなぜ、上咽頭炎が悪化するのかについて現状では不明ですが、一方で、首の後ろを温めると上咽頭の血流がよくなり、うっ血状態が改善されることから、十分気をつけなければならない事実であることは間違いなさそうです。

以上が、慢性上咽頭炎の原因ですが、これは見方を変えると**予防のポイント**とも言えます。禁煙をする、ストレスをためこまない、首を温めることなどによって、慢性上咽頭炎の悪化を防ぐことができるのです。

なぜ、慢性上咽頭炎が「万病のもと」になるのか

●炎症の放散と免疫システムの異常

それでは、慢性上咽頭炎がどのようにして、体の不調を引き起こすのか、見ていくことにいたしましょう。

諺《ことわざ》にも「風邪は万病のもと」とあるように、腎臓病、関節炎、膠原病《こうげんびょう》、皮膚疾患など様々な疾患が風邪をきっかけに発症することは古くから知られています。

実はこの「風邪」と「万病」を結ぶ重要な役割を果たしている可能性があるのが、慢性上咽頭炎です。

病的炎症によりリンパ球などの免疫担当細胞が活性化されると、活性化されたリンパ球や単球に加え、これらの細胞が産生した炎症物質（サイトカインなど）が血流に乗って全身を駆け巡り、遠くはなれた腎臓、関節、皮膚などに炎症を引き起こすしくみが存在します。

この場合、上咽頭炎を**「病巣炎症《びょうそうえんしょう》」（原病巣）**と呼び、病巣炎症によって引き起こされた腎炎、関節炎、皮膚炎などを**「二次疾患」**と呼びます。

そして、この現象は**本来であれば外敵から自己を守るはずの白血球が、免疫システムに狂いが生じることにより、自らの組織を攻撃する「自己免疫疾患《じこめんえきしっかん》」**といわれる病態とみなすことができます。

扁桃炎（扁桃病巣炎症）、虫歯、歯周囲炎《ししゅういえん》（歯性病巣炎症《しせいびょうそうえんしょう》）は代表的な「病巣炎症」として知られていますが、慢性上咽頭炎もこれに加わると私は考えています。

病巣炎症と二次疾患のしくみ

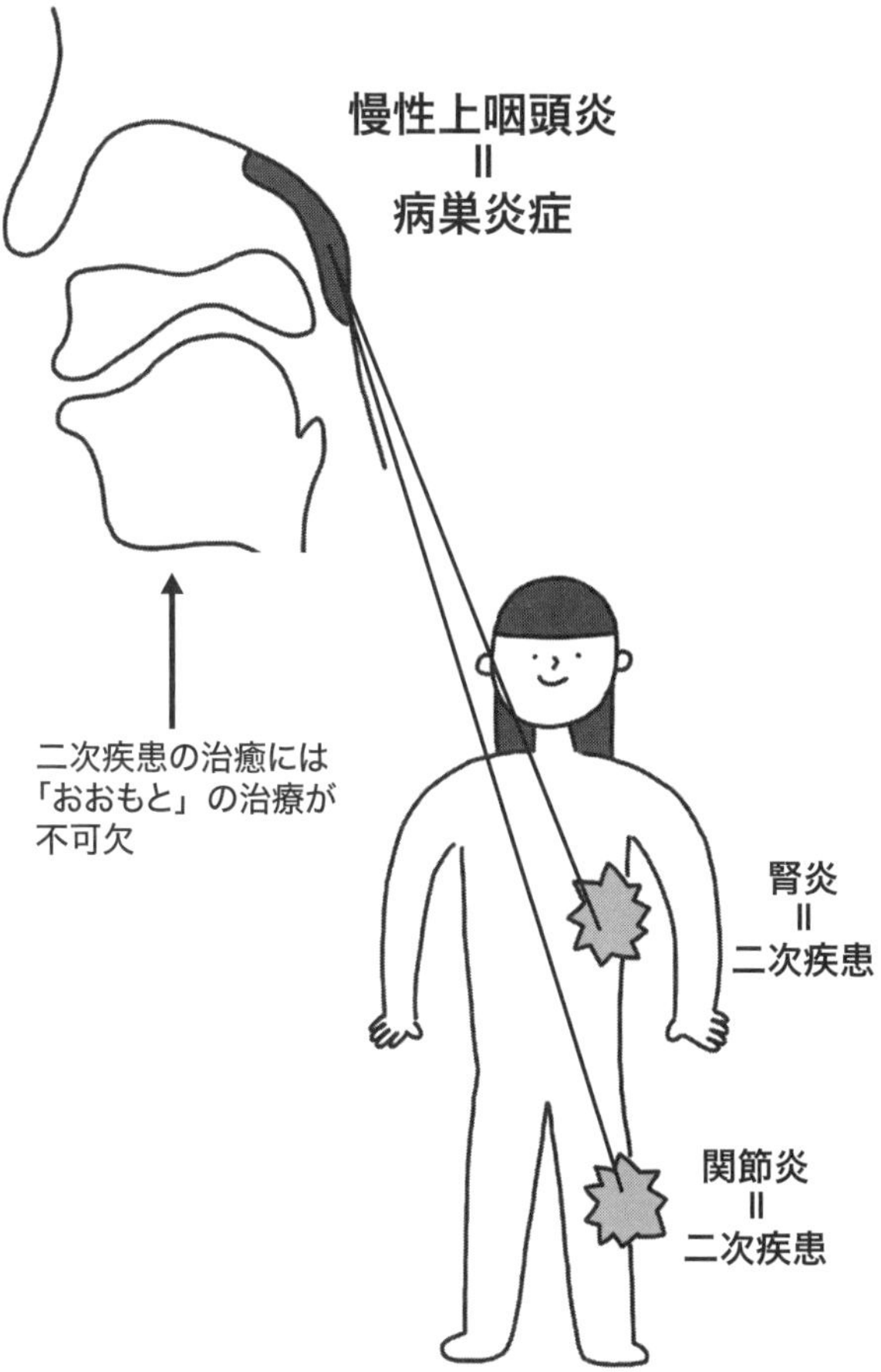

免疫の異常によって引き起こされる二次疾患には「炎症」という共通点があり、ステロイド剤をはじめとする炎症を抑える薬剤が使用されますが、二次疾患のみに着目した対症治療では症状を軽くできても疾患の治癒にはつながらず、しばしば、生涯にわたる対症治療の継続が必要となります。

二次疾患の治癒を目指すには対症療法のみでなく病巣炎症の治療を含めた根本治療が必要であることは、このような病気のメカニズムを理解すると非常にわかりやすいと思います。

●自律神経障害も引き起こす

また、上咽頭炎は神経内分泌系、なかでも自律神経の調節異常を介して、めまい、嘔気、胃部不快、便通の異常、全身倦怠感、うつなどの不快に感じる様々な症状も引き起こします。

実際、めまい、偏頭痛などの自律神経系の乱れが関与すると考えられる症状を持つ患者さんには、しばしば激しい上咽頭炎が認められ、EATを行うと症状が軽快します。そして、自律神経障害に対する上咽頭炎治療の効果は、炎症が関与する二次疾患とは異なり、効く場合には即効性があります。

例えば、横隔膜《おうかくまく》の痙攣《けいれん》が原因とされている吃逆《きつぎゃく》（しゃっくり）にEATは即効的で確実な効果を発揮します。EATによる迷走神経刺激が横隔膜の痙攣状態の改善につながるためと思われます。

それではなぜ、慢性上咽頭炎が自律神経障害を引き起こすのでしょうか？

上咽頭は神経線維が豊富な部位で、迷走神経の末端が分布しているため、上咽頭の慢性炎症は、迷走神経を刺激して自律神経系に少なからぬ影響を与えます。

自律神経の中枢《ちゅうすう》または末梢《まっしょう》（咽頭のような知覚神経線維の豊富な粘膜）に強い刺激、または弱くても持続的な刺激が作用すると、病的な自律神経反射をおこして全身の様々な臓器の障害が生じますが、これは**「自律神経過剰刺激症候群《じりつしんけいかじょうしげきしょうこうぐん》（レイリー現象）」**として古くから知られています。

レイリー現象は、視床下部にも影響を及ぼし、神経内分泌系の中心的役割を果たす視床下部―脳下垂体―副腎（ＨＰＡ）系の障害につながります。

つまり、**慢性上咽頭炎が関与する全身症状の多くはこのレイリー現象の類似病態とみなすことができます。**

例えば、熊本大学の研究グループによると、黄砂飛来の翌日は黄砂飛来のない翌日にくらべ心筋梗塞発症が１・４６倍上昇するというデータがあります。

黄砂の粒子はＰＭ２・５よりも大きく、直径３〜４μｍ程度のものが多くを占め、吸い込まれた黄砂粒子は鼻腔ならびに上咽頭で捕捉され、その結果として上咽頭粘膜を刺激すると考えられます。

すなわち、一つの可能性として黄砂による上咽頭粘膜刺激が「レイリー現象」

を誘発して心筋梗塞を発生させたという機序が推察されます。

そして、さらに興味深いのは、この調査によると慢性腎臓病の患者で発症リスクが2・07倍と特に高値であったことがわかりました（糖尿病1・79倍、75歳以上の高齢者1・71倍）。

私は10年以上にわたり後述するＩｇＡ腎症をはじめとする多数の慢性腎臓病の患者さんの上咽頭を診察してきましたが、免疫機序が関与するタイプの慢性腎臓病患者さんでは、ご本人にその自覚がないことがほとんどですが、激しい慢性上咽頭炎をお持ちの方が実に多いということを実感しています。

自律神経障害による諸症状を訴える患者さんは、検査データ上に異常がなく、多くの場合、不定愁訴《ふていしゅうそ》とみなされ、なかには軽いうつ病と診断されて抗うつ薬が投与されることもありますが、慢性上咽頭炎は擦過による診断・治療が容易であり、そのうえ即効性もあるので、まずは疑ってみるとよいでしょう。

以上をまとめると慢性上咽頭炎に関連する症状は、次の三つに大別されます。

①慢性上咽頭炎そのもの、あるいは炎症の放散による症状
②神経内分泌系(特に自律神経系)の乱れを介した症状
③免疫機序を介した二次疾患

そして、このようにいくつかのメカニズムを介して異なる病態を引き起こすため、結果としてその症状は驚くほど多彩となります。

慢性上咽頭炎に関連する**全身症状が多彩であるということは、別の見方をすると慢性上咽頭炎に対して有効な治療を行えば様々な症状や疾患に効果が見込める**とも言えるわけです。

最後に慢性上咽頭炎と、代表的な症状との関連を見てみましょう。

慢性上咽頭炎の症状内訳

Ⅰ 上咽頭の炎症による局所関連症状・疾患

頭痛	288例（29.1%）
後鼻漏	177例（17.9%）
肩こり、首こり	165例（16.5%）
慢性咳嗽	163例（16.3%）
咽頭違和感	158例（16.0%）
咽頭痛	131例（13.3%）
鼻閉	42例（4.3%）
慢性痰	42例（4.3%）

Ⅱ 神経内分泌系機序を介した症状・疾患

眩暈（浮動性）	143例（14.5%）	不眠症	66例（6.7%）
全身倦怠感	142例（14.4%）	微熱	55例（5.6%）
過敏性腸症候群	100例（10.1%）	全身痛	46例（4.7%）
胃部不快感	80例（8.1%）	むずむず脚症候群	26例（2.6%）
うつ	76例（7.7%）	不安障害	16例（1.6%）
しびれ	67例（6.8%）	起立性調節障害	11例（1.1%）

Ⅲ 自己免疫機序を介した症状・疾患

IgA腎症	88例（8.9%）	慢性湿疹	18例（1.8%）
掌蹠膿疱症	28例（2.8%）	乾癬	7例（0.7%）
アトピー	21例（2.1%）	胸肋鎖骨関節過形成	7例（0.7%）
反応性関節炎	20例（2.0%）	強皮症	6例（0.6%）
関節リウマチ	18例（1.8%）	潰瘍性大腸炎	5例（0.5%）

EATを希望して当院（堀田修クリニック）を受診し、実際に激しい慢性上咽頭炎の存在を確認できた患者988名の症状

（2011年9月～2017年6月）

慢性上咽頭炎が、「のど痛」をつくる

●のど痛の9割は上咽頭炎が原因

脳には実際に障害を起こしている部位と違う部位に痛みを勘違いする「関連痛」というメカニズムがあることをご紹介しました。

上咽頭は刺激を伝達する神経線維が豊富な部位で、内臓に広く分布する迷走神経と、主にのどに分布する舌咽神経《ぜついんしんけい》の両方が上咽頭にはりめぐらされており、脳が勘違いして鼻の奥をのどと感じるのだと思われます。

上咽頭診療に詳しい杉田麟也先生は「のど痛」の9割は上咽頭炎が原因と報告しています。つまり、のどをいくら観察しても「のど痛」の原因は見つからず、慢性的な「のど痛」のある人は慢性上咽頭炎がある可能性が高いというわけです。

慢性上咽頭炎が、「後鼻漏《こうびろう》」をつくる

●「異常なし」が続いたら慢性上咽頭炎かもしれない

後鼻漏《こうびろう》は慢性上咽頭炎の関連症状として頭痛に次いで多い症状です。

慢性上咽頭炎が原因の後鼻漏は副鼻腔炎が原因の後鼻漏と異なり細菌感染はなく、細菌や白血球の死骸が含まれる黄色い痰はありません。

そして、内視鏡で検査しても上咽頭には炎症が原因で生じる分泌物の付着もありません。その上、血液検査でも体のどこかに炎症があると上昇するＣＲＰも正常であることがほとんどです。

そのため、患者さんにとって症状はしばしば深刻なのですが、耳鼻咽喉科を受診しても綿棒の擦過をしないと「異常なし」の判定となってしまいます。その結果、耳鼻科を何軒回っても「異常なし」と言われるだけで、挙句の果てには「うつ病の疑い」で精神科受診を勧められたという患者さんが少なくありません。

しかし、そのような患者さんでも大半はＥＡＴで改善するため、原因は、慢性上咽頭炎であって、うつ病ではありません。

では、慢性上咽頭炎でなぜ「後鼻漏」が生じるのでしょうか？

「腸リンパ拡張症（蛋白漏出性腸症《たんぱくろうしゅつせいちょうしょう》）」という疾患があります。これは、腸のリンパ管が拡張してリンパ路の通過障害が生じるために組織の過剰の液体や老廃物をリンパ流路で運びだすことができず、下水道が詰まったような状態になり、血漿成分《けっしょうせいぶん》が腸管に漏れ出てしまう病気です。

慢性上咽頭炎の患者さんには細静脈のうっ血と毛細リンパ管の拡張が生じて、

「腸リンパ拡張症」の上皮からの腸管への蛋白漏出と同じ現象、つまり、**粘膜下にたまった血漿成分の粘膜表面への浸み出しが上咽頭で生じており、それが「後鼻漏」として自覚される**のではないかと考えられます。

後鼻漏は慢性上咽頭炎が関連症状の中では改善するまでに最も時間を要する症状の一つです。数回のEATでは後鼻漏の症状はびくともせず、10回を超える頃から少しずつ症状が改善していくのが通常で、治療期間は数カ月から、長くかかるケースでは改善まで一年程度の期間を要します。頭痛やめまいでEATが即効性を有するのとは対照的です。

これには毛細リンパ管の機能が改善するにはかなりの期間を要することを示しているのだと思います。

慢性上咽頭炎が、「慢性風邪」をつくる

●自分の風邪が人にうつらなければ可能性は大

頻繁に風邪をひく慢性風邪の人には「他人の風邪はもらうが、自分の風邪は他人にうつらない」という興味深い特徴があります。

また、周りに風邪の人がいなくても、寒気にさらされる、あるいは過労などのストレスがきっかけで簡単に風邪をひきます。ちなみに、こういう患者さんには病原菌を退治する抗生剤は効きません。

慢性風邪の本態は「無症状の慢性上咽頭炎がずっと続いていて、冷え、ストレスなどで上咽頭の炎症が悪化した時に風邪症状として本人が自覚する」と私は考えています。

ですから、**慢性風邪と縁を切るのに必要なことは色々なサプリを服用して免疫力を高めることではなく、慢性上咽頭炎を治すこと**です。

実際、腎臓病、皮膚病、慢性疲労などの改善を目的として上咽頭擦過療法（EAT）を継続していると「そういえば、最近は前のように風邪をひかなくなった」という声を患者さんからお聞きすることがよくあります。

慢性上咽頭炎が、「頭痛」をつくる

●「偏頭痛」も「緊張型頭痛」も同じ方法で治せる

頭痛の中でも最も頻度が高いのが「緊張型頭痛」、二番目が「偏頭痛」。この二つで頭痛の9割以上を占めるほど、メジャーな病気です。

「偏頭痛」は頭部の血管の拡張が、一方、「緊張型頭痛」首筋から肩にかけての筋肉の収縮が頭痛の原因とされ、その二つは一般的には全く異なった疾患と考えられています。そのため有効な薬も「偏頭痛」と「緊張型頭痛」では異なります。

風邪をひいた時の頭痛の主な原因は上咽頭炎の炎症の放散による関連痛です。また、上咽頭炎の放散により首や肩の筋肉が緊張すると首こり、肩こりが生じます。急にひどい肩こりを感じたら実は風邪のひき始めだったという経験をお持ちの方は多いと思います。そして、首こり、肩こりは緊張型頭痛を引き起こし、これもまた頭痛の原因となるわけです。

つまり、**ＥＡＴで上咽頭の炎症が治まれば上咽頭炎の放散による頭痛と首こりに伴う頭痛の両方が改善される**ことになります。

また、上咽頭には偏頭痛のトリガーポイント（関連痛を起こす部位）があります。鼻綿棒でこの部位に触れると患者さんは痛みを感じます。ＥＡＴで特に鼻綿棒を用いてしっかり擦過すると、トリガーとなる刺激が軽減し、頭痛が改善します。

このように、ＥＡＴは頭痛退治という点ではまさに二刀流、三刀流の強力な武器といえるでしょう。ただし、頭痛がひどければそれだけ慢性上咽頭炎が強く、ＥＡＴも痛いものになるのでそれなりの覚悟は必要です。

慢性上咽頭炎が、「慢性咳嗽《まんせいがいそう》（咳喘息《せきぜんそく》）」をつくる

●原因が不明の慢性咳は上咽頭の過敏性の可能性あり

慢性咳嗽《まんせいがいそう》（咳喘息《せきぜんそく》）の診断と治療は、病歴や検査から想定した原因疾患の特異的治療を行い、咳が軽快したら原因疾患として確定させる手法（ステロイド吸入→気管支喘息《きかんしぜんそく》、ある種の胃薬→胃食道逆流症《いしょくどうぎゃくりゅうしょう》）が踏襲されてきました。

しかし現実には、想定した複数の疾患の最大限の治療を行っても改善が不十分な患者さんや、原因が不明の患者さんが少なくありません。そこで、近年、従来からの「原因」疾患によらない、共通の病態としての咳過敏状態を指すCough hypersensitivity syndrome（ＣＨＳ）の概念が新たに提唱されました。

慢性上咽頭炎はこのＣＨＳと深い関係を持つと私たちは考えています。

慢性咳嗽の患者さんではEATの際に鼻綿棒を上咽頭に挿入すると、それだけで咳が出ます。つまり、**上咽頭の過敏性の高まりがトリガーとなり咳を誘発している**ことが示唆されます。

そして、EATを継続して実施し、慢性上咽頭炎の状態が改善するにつれ、日常の慢性咳嗽のみでなくEATを行った時の咳が生じなくなっていきます。これは、EATにより上咽頭の過敏性が改善し、慢性咳嗽の軽快につながったことを意味しています。

慢性咳嗽が十分改善するまでには週一回の頻度で通常10回以上のEATが必要ですが、多くの患者さんは数回の治療で、咳嗽の改善傾向を自覚します。そのため、慢性咳嗽は、慢性上咽頭炎が関連する疾患のなかでは、EATを根気よく継続する患者さんが多いのが特徴です。

慢性上咽頭炎が、「慢性疲労症候群」をつくる

●頭痛や咽頭痛があれば慢性上咽頭炎の可能性は高い

最近の研究により慢性疲労症候群では、脳内の広い範囲に炎症が起きていることがわかってきました。炎症が強くなると増加する免疫細胞内のタンパク質の量をＰＥＴ（陽電子放射形コンピューター断層撮影法）で検査したところ、慢性疲労症候群の患者さんの脳内では主に、視床、中脳、橋、海馬、扁桃体や帯状回という部位での炎症が増えていて、健常者の脳内に比べたところ明確に差があったとしています。

慢性疲労症候群は、ＨＰＶワクチン副反応の患者さんたちにおいて、頭痛とな

らんで患者さんの90％以上が訴える中心的な症状です。

また、これは慢性疲労症候群の本質を考えるうえで重要なことですが、HPVワクチンを接種していない慢性疲労症候群の患者さんでも「頭痛」と「咽頭痛」は高頻度に認められる症状です。

咽頭痛は、脳の炎症を出発点に考えると説明ができませんが、**慢性上咽頭炎を出発点に考えると咽頭痛は勿論ですが、脳の炎症についても、自己免疫機序、自律神経過剰症候群（レイリー現象）につながる迷走神経の持続的な病的刺激や脳リンパ排出路の障害など、すべての症状が説明できます。**

●HPVワクチン接種と慢性疲労症候群の関係

この原稿を書いている時点で、HPVワクチン接種後に生じた92例を含め、100例を超える慢性疲労症候群患者さんの上咽頭の状態を診察してきましたが、これまでのところ一例の例外もなく激しい慢性上咽頭炎が認められています。

そして、そのうちの約半数の症例ではＥＡＴを継続することにより慢性疲労の症状は軽快し、残りの症例もそのほとんどで程度の差はありますが何らかの改善が得られています。

ＨＰＶワクチン接種が果たして慢性上咽頭炎悪化の原因になるか？　という点が重要ですが、１２６ページで紹介したように、ワクチンに含まれる免疫を活性化させる物質であるアジュバントが一つの可能性として鍵を握ると考えられます。

慢性上咽頭炎が、「自己免疫疾患」をつくる

●上咽頭から放出されたリンパ球、炎症物質が症状を悪化させる

ＩｇＡ腎症《じんしょう》、ネフローゼ症候群、関節リウマチ、掌蹠膿疱症《しょうせきのうほうしょう》、乾癬《かんせん》、アトピー性皮膚炎、潰瘍性大腸炎、クローン病など多数の自己免疫疾患が「風邪」を機に悪化する疾患として知られています。まさしく「風邪は万病のもと」といわれるゆえんです。

なぜ、風邪で免疫疾患が悪化するのでしょうか？　特定のウイルスや細菌に免疫疾患を悪化させる何か特別な力があるのでしょうか？　そうではありません。

長い経過をかけて進行するＩｇＡ腎症には咽頭炎をきっかけに血尿が悪化する

特徴があります。菌の種類は問いません。インフルエンザウイルスでも、マイコプラズマでも肺炎球菌《はいえんきゅうきん》でも咽頭炎がいったん起きると腎炎が悪化します。つまり、悪化の要因は病原菌の種類ではなく咽頭炎という現象そのものです。

すでに説明したように、咽頭炎で病原菌との戦場になるのは中咽頭や下咽頭ではなく上咽頭です。上咽頭の表面には戦闘準備状態にある活性化されたリンパ球が健康な人でも顔を出しており、外からウイルスや病原菌が入ってくるとすぐさま戦闘状態となり。リンパ球や上皮細胞から炎症物質が放出されます。

放出された炎症物質は血中を駆け巡り、遠く離れた炎症がくすぶっている腎臓、腸、皮膚、関節などに到達して、マクロファージや好中球《こうちゅうきゅう》などの炎症細胞を動員して、くすぶり程度で収まっている火事を大火事にまでしてしまいます。

それがIgA腎症の場合では目に見える血尿となるわけです。つまり、「風邪は万病のもと」をより正確に言うと**「上咽頭炎は万病のもと」**になるのです。

慢性上咽頭炎が、「IgA腎症《じんしょう》」をつくる

●扁摘パルスとEATのセットで治療する

最後に自己免疫疾患のうちでも私が本職としている腎臓病について触れたいと思います。

IgA腎症《じんしょう》は、これまでも何度か登場していますが、感冒時の血尿で始まる慢《まん》性《せい》糸球体腎炎《しきゅうたいじんえん》です。血尿の原因は血液をろ過して尿をつくる装置である糸球体《しきゅうたい》という部位の細い血管が白血球の攻撃を受けて破れてしまうからです。これが糸球体の炎症で、糸球体という細い血管の炎症なので「糸球体血管炎《しきゅうたいけっかんえん》」といいます。

糸球体血管炎が起こる詳しいメカニズムの説明はここでは割愛しますが、**「咽**

頭炎がトリガーになって糸球体血管炎が起こる」という現象がＩｇＡ腎症の治療を考えるうえでは大変重要です。上咽頭炎がＩｇＡ糸球体血管炎のトリガーになっているわけです。

ＩｇＡ腎症では口蓋扁桃摘出術《こうがいへんとうてきしゅつじゅつ》（扁摘）とステロイドを大量に点滴するステロイドパルス療法の併用療法（扁摘パルス）が現在、わが国では盛んに実施されています。この治療は日本のオリジナルでまだ海外では普及していないため、最近では国外から扁摘パルス療法を希望して来日される外国人ＩｇＡ腎症患者の方もいらっしゃいます。

扁桃がＩｇＡ腎症を引き起こすリンパ球（司令官役の白血球）を教育し、扁桃で教育されたリンパ球が全身を駆け巡り免疫システムを使って指令を出し、糸球体に動員された実行犯役の白血球である好中球やマクロファージが糸球体で炎症という火事を引き起こす現象がＩｇＡ腎症です（これはまだ仮説です）。扁摘パルスは、IgA腎症をつくることをリンパ球に教える学校を取り除き、パルスで免疫システムをリセットする療法とみなすことができます。

実際、扁摘パルスを行うと8割の患者さんは糸球体血管炎が鎮火し血尿が消失します。しかし、2割の患者さんは血尿が消えません。また、一旦、扁摘パルスで血尿が消えたのに咽頭炎を機に血尿が再燃する患者さんもいます。そして、パルスの直後は血尿の程度が少し改善したのに、しばらくするとまた元のレベルまで戻ってしまう人もいます。

扁摘パルスでいったん改善した後、感冒で再発したのはトリガーである慢性上咽頭炎の悪化が関連していると考えられます。私はIgA腎症の糸球体血管炎の根治治療として扁摘パルスを1988年に考案し、その普及に努めて参りましたが、その後、トリガーへの対応が抜け落ちていることに気づき、現在ではEATを含めた、**「扁摘パルス＋EAT」をIgA腎症の根治治療**として提唱しています。

慢性上咽頭炎が、「ネフローゼ症候群」をつくる

●慢性上咽頭炎が病巣炎症になり、免疫異常を引き起こした可能性

微小変化型《びしょうへんかがた》ネフローゼ症候群は細胞性免疫の異常により、膜性腎症《まくせいじんしょう》は液性免疫の異常により生じるネフローゼ症候群です。

上咽頭は活性化したリンパ球が豊富な部位なので、慢性上咽頭炎が病巣炎症として、第1章でご紹介したJ君では細胞性免疫の異常を、Kさんでは液性免疫の異常を引き起こしていたと考えられます（61ページ、64ページ）。

それゆえ、EATにより病巣炎症が消滅したことが病態の改善に結びつき、それに加えて114ページで解説した**EATの迷走神経刺激作用《めいそうしんけいしげきさよう》（アセチルコリンを産生して炎症を抑制）が異常な免疫を抑制した**可能性があると思われます。

おわりに

50年前に彗星のごとく現れながら、当時はまだ時代が早すぎたせいなのか、医療現場に定着することなく、慢性上咽頭炎の概念と上咽頭擦過治療（ＥＡＴ）は医学の表舞台から一旦は姿を消しました。

ところが、効果発現をもたらすメカニズムの解明につながるような、最近20年間の画期的な医学的発見も重なり、ＥＡＴが再び現代医学の舞台の上でスポットライトを浴びる兆しがあります。

そこで、まずはこの日本オリジナルの概念を発見した故、山崎春三先生と、故、堀口申作先生に心より敬意を表したいと思います。

免疫系、自律神経系、内分泌系はわたしたちが健康な生活を営むために極めて重要な、いわば**「健康の土台」**を担う三大調節系です。

上咽頭はこの三つの調節系の全てに関わっており、まさに上咽頭そのものが「健康の土台」と言えるでしょう。

慢性上咽頭炎はこの「健康の土台」が傾いた状態なのですから、頭痛、肩こり、めまい、不眠などから自己免疫疾患まで、実に幅広い多くの病気や体調不良に関わってくるのは当然のことです。

医学の進歩に伴い、昨今では症状や病気の発症に関わる様々なタンパクや分子が解明され、副作用の少ない新薬が次々と開発されて臨床現場にどんどん導入されています。しかしながら、新薬の多くは優れた対症治療薬ではありますが、根本治療薬ではありません。

それゆえ、健康の土台が傾いたままであれば、ずっと対症治療薬を継続しなくてはなりません。高価な新薬の場合はそれにかかる医療費も長い目で見ると膨大になります。

また近年、痛みが生じるメカニズムの解明が進み、それに対応した新薬がいくつも登場しています。しかし、全身痛に苦しむ患者さんの中には、このような薬を使用しても痛みが改善されないため薬の数がどんどん増えてしまう方も少なくありません。

Lさんは50歳男性。12年前から臀部《でんぶ》を中心に痛みが出現。大学病院も含めて整形外科を何軒も受診しましたがCTやMRI検査では異常はなく、現在では痛みを専門とするペインクリニックで新薬を中心した治療を受けています。疼痛《とうつう》に有効とされる薬も効果はなく、途中から炎症の要素が疑われ免疫抑制剤も追加になりましたがそれでも効果は不十分でした。

これまでの担当医から紹介されて当院を初めて受診した時に服用していた薬は8種類。月に約3万円の医療費を支払っていました。もともとは一家の大黒柱だったLさんでしたが、痛みのため5年前に失業し、その後は妻の扶養家族になっていました。「仕事を失い……、家族にも迷惑をかけて……、自分が情けない……」Lさんが苦しんでいるのは体の痛みだけではありませんでした。

これが、典型的な現代医療の落とし穴です。

症状に対して有効な治療薬が見つかった場合は、長期にわたりその薬を継続して服用するため、医療費がかさむことになりますが、一般的には、患者さんの負担はさほど大きいものでない、と考えられがちです。

ところが実際には、たとえ高価な新薬でも、効果がはかばかしくなければ、薬効の異なる他の薬を追加して併用効果を期待します。しかし、薬の数が多くなると今度は便秘や嘔吐など、その薬の副作用を緩和する薬がさらに必要になります。

そして、薬代も高くなり、肝心の症状の改善も不十分であれば、結果的にLさんのような気の毒な状況が生まれてしまいます。

診察したところ、Lさんには激しい慢性上咽頭炎があることが判明して、週2回のEATを行うことになりました。この原稿を書いている段階でまだ4回目のEATが終了したところですが、明らかな症状の改善があり、薬の数はこの先、順調に減らしていけそうです。

そして、何より、体調の明らかな変化に将来への希望を見出したLさんの表情には、EATを受ける時に「この治療は痛いんだよなぁ。先生～」と一言不平はありますが（これも気持ちに余裕が出てきた証です）、元来の明るさが戻りました。

医学の進歩に伴い優れた新薬が次々と登場し、莫大な費用をかけて臨床試験が実施されて新しい臨床エビデンスが構築され、それを受けて診療ガイドラインが随時改訂されて医療の質が向上することは、日本の国民や人類にとっては間違いなく好ましいことです。

ところが、この流れのみでは医療費は際限なく高騰して行きます。

現在、わが国では人口の超高齢化に伴い医療が必要な患者数も一人当たりの病気の数も増えています。その結果、国民医療費はどんどん増大することになります。

これは、労働人口がこの先も減少していくわが国において、これまで私たち日本人が当たり前のように享受してきた、世界に誇る国民皆保険制度が将来窮地に陥ることにつながっていく深刻な問題です。

この将来の危機を救う一助になりうるのが**「傾いた健康の土台の修繕」**という考え方です。

EATが「傾いた健康の土台」を修繕する

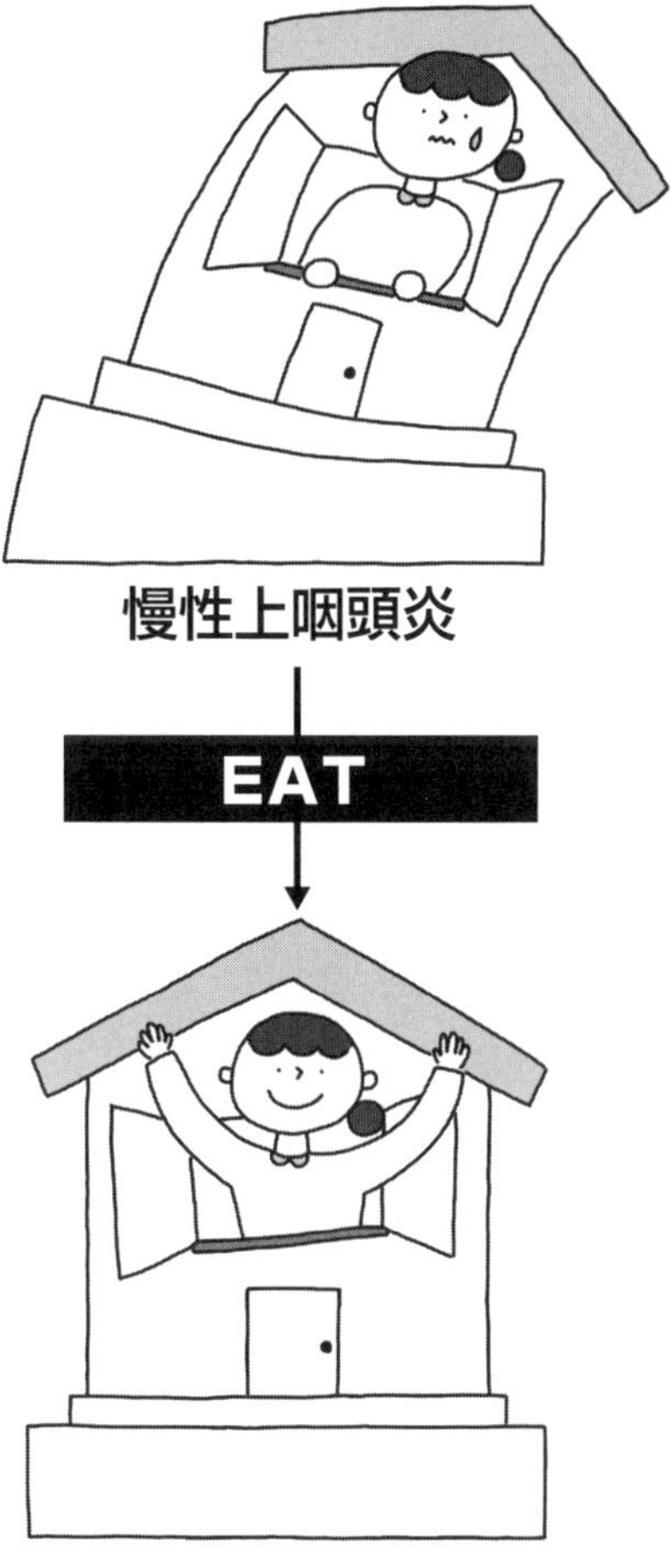

私たちは「傾いた健康の土台の修繕」を対症療法一辺倒の医療に組み入れる「木も見て森も見る医療」を合言葉に「NPO法人日本病巣疾患研究会」（JFIR、http://jfir.jp/）を2013年に設立しました。

会員は医師と歯科医師が主体です。口腔は食物の入り口であると同時に口呼吸とも深く関連します。咀嚼《そしゃく》機能《きのう》は人間が生きていくための健康の土台であり、また、虫歯、歯周病など歯科が扱う疾患は口腔にとどまらず全身に様々な悪影響を及ぼすことが明らかになっており、人間の健康な土台の維持と傾いた健康の土台の修繕には歯科医師の関わりが不可欠です。

歯科、耳鼻咽喉科、内科、小児科、精神科……様々な診療科の医師が診療科の枠を越えて、同じ土俵の上に立ち、病気の本質と根本原因を探究することがJFIRの目的ですが、なかでも慢性上咽頭炎は重要な研究課題と位置づけられています。

ＥＡＴは「傾いた健康の土台の修繕」の一つの方策にすぎません。「健康の土台」が傾く原因となる、問題のある食習慣、有害な口呼吸の習慣、虫歯や歯周病などの口腔内の問題などに国民一人ひとりが普段から注意を払うように子供の頃から教育し、時間はかかりますが「健康の土台」を守ることを日本の文化として醸成することが何よりも重要だと思います。

そして、まずは国民の「かかりつけ医」の役割を担う全国の開業医が率先してＥＡＴを含めた「傾いた健康の土台の修繕」に取り組むのが当たり前という、わが国独自の医療風土をつくることが必要ですが、その実現にはその推進につながるような診療報酬の策定も不可欠です。

そのためにもまず必要なのがＥＡＴに関する科学的エビデンスの構築です。

私は2015年のある日、新幹線の車内で子宮頸がんワクチン副反応に関する記事が載っている雑誌を偶然、見つけました。その記事はHPVワクチン接種の再開を声高に叫ぶ、医師の資格を持った女性医療ジャーナリストが書いたものでした。

そこにはEATのことがトンデモ治療と表現されていました。文章を読むと、このジャーナリストがEATの治療を受けた患者さんに十分な取材をせずにご自身の印象で記載していることは明白でした。

なお、HPVワクチン接種後に体調不良となった患者さんたちへのEATの効果に関しては、その後、毎日新聞と読売新聞の記者の方たちが患者さんたちにも取材を行い、客観性の高い内容の記事が両紙に掲載されています。

問題は前述した医療ジャーナリストの方ではなく、EATがトンデモ治療と安易に位置づけられている現状です。

ＥＡＴのメカニズムや臨床効果に関しては、まだまだ科学的エビデンスが不足しており、トンデモ治療と揶揄《やゆ》されるのは現状では仕方ないことなのかもしれません。

しかし、ＥＡＴが患者さんたちにとって真に有益なものであればこのままでいいはずはありません。

日本口腔咽頭科学会などの耳鼻咽喉科関連の学会を中心にＥＡＴを再評価する動きがあり、50年前にはたどり着くことができなかった医学の真実に、そう遠くない将来には出会えることが期待されます。

本書が原因不明の体の不調を感じている皆さんのお役に立つことを期待しています。また、わが国の高齢化がピークに達する30年後、日本が元気なお年寄りが溢れる成熟した国になっていることを願っています。そして、ＥＡＴの普及がその一助になれば幸いです。

最後に、60年間ＥＡＴに取り組み、米寿をお迎えになる現在でもなお、ＥＡＴの普及のため後輩医師の指導に尽力されている谷俊治先生に心からの敬服の念を表します。

また、経鼻内視鏡を用いたＥＡＴのパイオニアとして、内科医ではとても知り得ぬレベルの知見を日頃から余すところなく教えてくださる田中亜矢樹先生に深謝します。更に、ＥＡＴの内包する機序に関して興味深い示唆をいつも提示してくださる永野千代子先生に感謝します。

加えて、ＥＡＴ実施機関リストの作成に貢献いただいた渡邉真由美さん（アダバイオ）に感謝します。

そして、慢性上咽頭炎という、まだ国民の皆さんにはもちろんのこと、医師にとっても認知度が低いテーマの本の出版にご尽力いただいた、あさ出版の田賀井弘毅氏に深謝いたします。

慢性上咽頭炎
治療医療機関一覧

- 以下ホームページで本書未掲載の医療機関もご覧になれます。
  http://special.asa21.com/special/eat/
- 「疾患の限定」とは 、慢性上咽頭炎治療を行う際の対象となる疾患の有無を意味します。

QRコードはこちら
⇓

旭川医科大学耳鼻咽喉科・頭頸部外科

〒078-8510
北海道旭川市緑が丘東２条1-1-1
電話：0166-65-2111
http://www.asahikawa-med.ac.jp/hospital/oto/gairai/sinryo.html
●診療時間　9:00～12:00
●休診日　月・水
●予約不要
●疾患の限定　無
※外来担当や初診受付の詳細はホームページをご参照ください。

医療法人社団 のなか気管食道耳鼻咽喉科

〒070-8005
北海道旭川市神楽五条13-1-6
電話：0166-60-3333
http://www.nonaka-jibika.com
●診療時間　月・火・木・金8:30～12:00　14:00～18:00
　　　　　　水・土8:30～12:00
●休診日　日・祝祭日
●予約不要
●疾患の限定　無

寺島耳鼻咽喉科医院

〒078-8214
北海道旭川市４条通19丁目右１号
電話：0166-33-6051
https://itp.ne.jp/info/015576832000000899/
●診療時間　月・火・木・金9:00～12:30　14:00～17:30
　　　　　　水9:00～12:30　土9:00～12：00
●休診日　日・祝祭日
●予約不要
●疾患の限定　無

医療法人徹仁会 厚別耳鼻咽喉科病院

〒004-0065
北海道札幌市厚別区厚別西５条1-16-22
電話：011-894-7003
http://www.atubetu-jibika.com/
●診療時間　月～水8:45～17:00　金8:45～18:30
　　　　　　木・土8:45～12:00
●休診日　日・祝祭日、木午後・土午後
●予約不要
●疾患の限定　無

医療法人花音 とも耳鼻科クリニック

〒060-0061
北海道札幌市中央区南1条西16丁目1-246
ANNEX レーベンビル 2F
電話：011-616-2000
http://www.tomo-ent.com/
●診療時間　月 9:00 ～ 12:15　14:00 ～ 18:45
　　　　　　火・水・金 9:00 ～ 12:15　14:00 ～ 17:15
　　　　　　土 9:00 ～ 12:15
●休診日　木・日・祝祭日
●予約不要
●疾患の限定　無

医療法人社団 ひぐち耳鼻咽喉科

〒063-0001
北海道札幌市西区山の手1条6-4-8
電話：011-633-3387
http://nttbj.itp.ne.jp/0116333387/
●診療時間　月～水・金 9:00 ～ 12:00　14:00 ～ 18:00
　　　　　　木 9:00 ～ 12:00　土 9:00 ～ 12:30
●休診日　日・祝祭日
●予約不要（オンラインでも当日受付しています）
●疾患の限定　無

もりもと耳鼻咽喉科クリニック

〒067-0074
北海道江別市高砂町25-11 江別メディカルビル 2F
電話：011-381-3333
●診療時間　9:00 ～ 18:00　木 9:00 ～ 12:30　土 9:00 ～ 15:00
●休診日　日・祝祭日
●予約不要
●疾患の限定　無

たけざわ耳鼻咽喉科

〒080-2469
北海道帯広市西19条南3-35-4
電話：0155-41-2001
http://www.takezawa-clinic.com/
●診療時間　月～水・金 9:00 ～ 12:00　14:00 ～ 17:00
木・土 9:00 ～ 12:00
●休診日　日・祝祭日
●予約不要
●疾患の限定　無

医療法人真和会 真崎耳鼻咽喉科医院

〒 011-0946
秋田県秋田市土崎港中央 6-8-3
電話：018-845-0234
http://www.masakient.jp/
●診療時間　8:30 ～ 12:00　15:00 ～ 18:30
●休診日　木午後・日・祝祭日
●予約不要
●疾患の限定　無

さいとう耳鼻咽喉科医院

〒 020-0117
岩手県盛岡市緑が丘 3-18-3
電話：019-662-0708
http://saito-ent-cl.jp/
●診療時間　8:30 ～ 12:00　14:00 ～ 17:30
●休診日　木午後・土午後・日・祝祭日
●予約不要
●疾患の限定　無

医療法人 福島耳鼻咽喉科

〒 036-8035
青森県弘前市百石町 41
電話：0172-32-5032
http://www.fukushimaent.com/
●診療時間　月・火・木・金 9:00 ～ 12:00　14:00 ～ 18:00
水 9:00 ～ 12:00　土 9:00 ～ 14:00
●休診日　日・祝祭日
●予約不要
●疾患の限定　無

あさひ町榊原耳鼻咽喉科医院

〒 990-0024
山形県山形市あさひ町 7-25
電話：023-628-1711
https://sakakibara.clinic/
●診療時間　月・火・木・金 9:00 ～ 12:30　14:30 ～ 18:00
土 9:00 ～ 12:30　14:30 ～ 17:00
●休診日　水・日・祝祭日
●予約不要
●疾患の限定　無

長町三好耳鼻咽喉科
〒982-0011
宮城県仙台市太白区長町3-2-1-1
電話：022-247-5515
https://nagamachimiyoshi-ent.com/
●診療時間　月～水・金 9:00 ～ 12:00　14:30 ～ 18:00
　　　　　　土 9:00 ～ 12:00
●休診日　木・日・祝祭日
●予約不要（オンラインでも当日順番予約ができます）
●疾患の限定　無

東北医科薬科大学病院 腎臓内分泌内科
〒983-8512
宮城県仙台市宮城野区福室1-12-1
電話：022-259-1221
http://www.hosp.tohoku-mpu.ac.jp
●診療時間　8:30 ～ 11:30（初診は火・木）
●休診日　土・日・祝祭日・年末年始
●要予約
●疾患の限定　有（腎臓病）

医療法人モクシン 堀田修クリニック
〒984-0013
宮城県仙台市若林区六丁の目南町2-39
電話：022-390-6033
http://hoc.ne.jp/
●診療時間　8:30 ～ 11:30（新患は10:00まで）
　　　　　　13:30 ～ 17:30（新患は15:00まで）
　　　　　　木・土の新患受付は8:30 ～ 9:00
●休診日　木午後・土午後・日・祝祭日
●要予約
●疾患の限定　無

医療法人 石黒耳鼻咽喉科医院
〒910-0005
福井県福井市大手2-15-15
電話：0776-25-3387
http://www.ishiguro-jibika.com/
●診療時間　8:30 ～ 12:30　14:00 ～ 17:30
●休診日　木・日・祝祭日
●予約不要
●疾患の限定　無

くろかわ医院

〒 910-0846
福井県福井市四ツ井 2-1-6
電話：0776-57-8770
http://www014.upp.so-net.ne.jp/dyna/jibika.html
●診療時間　9:00 ～ 12:00　14:30 ～ 18:00
　　　　　　土午後 14:00 ～ 17:00
●休診日　水・日・祝祭日
●予約不要
●疾患の限定　無

まつもと耳鼻咽喉科クリニック

〒 913-0016
福井県坂井市三国町三国東5-2-3
電話：0776-81-8733
http://matsumoto-ent.or.jp/
●診療時間　8:30～12:00　14:00～18:30（土17:00まで）
●休診日　木午後・日・祝祭日
●予約不要
●疾患の限定　無

小森耳鼻咽喉科医院

〒 920-0911
石川県金沢市橋場町 3-9
電話：076-221-5027
http://www.komori.or.jp/
●診療時間　8:30 ～ 12:00　13:30 ～ 17:30
●休診日　日・祝祭日、木午後
●予約不要
●疾患の限定　無

たかの耳鼻咽喉科

〒 930-0966
富山県富山市石金 3-1-39
電話：076-492-8733
http://takanojibika.com/index.html
●診療時間　9:00 ～ 12:30　14:30 ～ 18:00（土 17:00 まで）
●休診日　水午後・第 4 土午後・日・祝日
●予約不要
●疾患の限定　無

高の宮医院 内 耳鼻咽喉科
〒933-0023
富山県高岡市末広町 13-15
電話：0766-22-0282
http://www.takanomiya.com/
●診療時間　9:00 ～ 12:00（土は 13:00 まで）　14:00 ～ 18:00
●休診日　水午後・土午後・日・祝祭日
●予約不要
●疾患の限定　有（腎臓病）

慶友銀座クリニック
〒104-0046
東京都中央区築地 1-13-11 高橋ビル 2 階
電話：03-3542-3387
http://www.ginzaclinic.com/
●診療時間　9:30 ～ 13:30　15:00 ～ 18:30
●休診日　土・日
●予約不要
●疾患の限定　無

声のクリニック赤坂
〒107-0052
東京都港区赤坂 2-17-65 ウィンド赤坂 II ビル 2F
電話：03-5797-8558
http://akasaka-voice.jp/
●診療時間　月・火・木・金 9:30 ～ 12:00　14:00 ～ 17:30
日 9:30 ～ 14:00
●休診日　水・土・祝祭日
●要予約
●疾患の限定　無

赤坂耳鼻咽喉科クリニック
〒107-0052
東京都港区赤坂 5-4-8 クレールタイヨービル 2F
電話：03-3585-3387
http://akasaka-ent.com/
●診療時間　ホームページをご覧ください
●休診日　木・日・祝祭日
●要予約
●疾患の限定　無

東桜クリニック赤坂見附
〒 107-0052
東京都港区赤坂 4-2-1 JFB ビル 2F
電話：03-5570-8711
https://too-cl.jp/
●診療時間　12:00 ～ 15:00　16:00 ～ 19:00
●休診日　土・日・祝祭日
●要予約
●疾患の限定　無

東京ボイスクリニック品川耳鼻咽喉科
〒 108-0075
東京都港区港南 2-6-7 大善ビル 7F
電話：03-6712-9772
http://www.tokyo-voice.com/
●診療時間　9:45 ～ 13:00　14:45 ～ 19:00　土 14:45 ～ 16:30
●休診日　木・日・祝祭日
●予約不要（声の診察は要予約）
●疾患の限定　無

医療法人社団千鳥会 赤羽耳鼻咽喉科クリニック
〒 115-0055
東京都北区赤羽西1-15-14 エル・ルージュ赤羽西401
電話：03-3908-3311
https://akabanejibi.com/
●診療時間　月・火・木・金9:00～12:00　16:00～19:00
土9:00～12:00
●休診日　水・日・祝祭日
●予約不要
●疾患の限定　無

医療法人社団実相会 相田歯科・耳鼻科クリニック
〒 116-0011
東京都荒川区西尾久 6-2-12 相田ビル 1F
電話：03-3809-2514
http://www.aida-shika.or.jp/
●診療時間　不定
●休診日　不定
●要予約
●疾患の限定　無
※担当医：谷俊治、今井一彰、小川明、金子朋広。
自費診療のみ税別 3,000 ～ 10,000 円。担当医・診療日等は
電話にて要問合せ。

医療法人社団健実会 きたあやせ山口耳鼻科
〒120-0003
東京都足立区東和5-12-13 小田萬ビル2F
電話:03-3620-8733
http://kjibi.net/
●診療時間　平日9:00〜13:00　15:00〜19:00
土9:00〜12:00　13:00〜15:00　日9:00〜12:00
●休診日　祝祭日
●予約不要
●疾患の限定　無

医療法人社団仙耳会 ミルディス小児科耳鼻科
〒 120-0034
東京都足立区千住3-98 千住ミルディスⅡ番館
電話：03-3888-8883
https://mildix.jp/
●診療時間　月・水〜金9:00〜12:30　15:00〜19:00
土・日9:00〜12:30
●休診日　祝祭日(院長のみ実施。火は別の医師が担当するため実施していません)
●予約不要
●疾患の限定　無

医療法人社団健実会 としはる耳鼻咽喉科
〒121-0073
東京都足立区六町4-2-27 六町佐藤ビル２F
電話:03-5831-3387
http://kjibi.net/tjibi/index.html
●診療時間　月・木・金9:00〜13:00　15:00〜19:00
火9:00〜13:00　16:00〜20:00
水9:00〜12:30　15:00〜19:00　土9:00〜13:00
●休診日　日・祝祭日
●予約不要
●疾患の限定　無

角耳鼻咽喉科医院
〒 121-0813
東京都足立区竹の塚1-41-1
電話：03-3884-3387
●診療時間　9:00〜12:30　15:00〜18:30　土9:00〜13:00
●休診日　木・日・祝祭日
●予約不要
●疾患の限定　有(内視鏡と擦過によって確認した上咽頭炎。除副鼻腔炎)

あやせ耳鼻咽喉科医院
〒124-0001
東京都葛飾区小菅4-10-6 下井ビル1階
電話：03-5680-1133
http://ayasejibika.jp/
●診療時間　10:00〜13:00　15:00〜19:00（土は17:30まで）
●休診日　木・日・祝祭日
●予約不要
●疾患の限定　無

耳鼻咽喉科・アレルギー科・気管食道科 古屋医院
〒140-0014
東京都品川区大井 2-12-1
電話：03-3776-4192
●診療時間　月〜土 9:00 〜 11:00（初診受付 10:30 まで）
月〜水・金 14:30 〜 17:30（初診受付 17:00 まで）
●休診日　日・祝祭日・第 2·4 木、木午後・土午後
●予約不要
●疾患の限定　無

五反田なると耳鼻咽喉科
〒141-0022
東京都品川区東五反田 5-28-10 五反田第二花谷ビル 7F
電話：03-6432-5644
http://naruto-orl.com/
●診療時間　火〜木 8：30 〜 13：00　15：00 〜 17：20
金 8：30 〜 12：00　16：00 〜 18：30
土 8：45 〜 12：30
●休診日　日・祝祭日・月・第 4 土
●要予約
●疾患の限定　無

沖倉耳鼻咽喉科医院
〒150-0012
東京都渋谷区広尾 1-1-25
電話：03-3400-3491
http://www.myclinic.ne.jp/okikura/
●診療時間　月〜水・金 9:00 〜 11:30　15:00 〜 18:00
土 9:00 〜 11:00
●休診日　木・日・祝祭日
●予約不要
●疾患の限定　無

笠井耳鼻咽喉科クリニック

〒 152-0035
東京都目黒区自由が丘 1-14-10 Bussola JIYUGAOKA 3F
電話：03-5729-4187
http://www.linkclub.or.jp/ ~ entkasai/
●診療時間　9:00 ～ 12:30　15:00 ～ 18:30
●休診日　木・日・祝祭日
●予約不要
●疾患の限定　無

小池統合医療クリニック

〒 160-0004
東京都新宿区四谷 3-1-4 斉藤ビルディング 2B
電話：03-3357-0105
http://www.koikeclinic.com/
●診療時間　11:00 ～ 18:00
●休診日　火・水（隔週）・日
●要予約
●疾患の限定　無

公益財団法人東京都保健医療公社 大久保病院腎内科

〒 160-8488
東京都新宿区歌舞伎町 2-44-1
電話：03-5273-7711
http://www.ohkubohospital.jp/
●診療時間　13:30 ～ 15:30
●休診日　土・日・祝祭日
●要予約
●疾患の限定　有（IgA 腎症かつ当院でフォローしている方のみ
（EAT のみの治療は行っていません））

耳鼻咽喉科山西クリニック

〒 162-0041
東京都新宿区早稲田鶴巻町 518 第一石川ビル２階
電話：03-5155-0822
http://www.yamanishiclinic.jp/
●診療時間　9:00 ～ 12:30 15:00 ～ 18:30
●休診日　木・日・祝祭日・第５土曜
●予約不要（土曜午後は要予約）
●疾患の限定　無

医療法人社団仁友会 仁友クリニック
〒164-0012
東京都中野区本町 2-45-10
電話：03-3372-5121
http://jinyu.or.jp/
●診療時間　平日 9:00 ～ 12:00　13:30 ～ 18:00
　　　　　　土 9:00 ～ 12:00　13:30 ～ 17:00
●休診日　日・祝祭日
●予約不要
●疾患の限定　無

耳鼻咽喉科いのうえクリニック
〒168-0074
東京都杉並区上高井戸 1-8-4 Toya ビル 4 階
電話：03-3329-8733
http://www.inoue-jibi.com/
●診療時間　月～水・金 9:30 ～ 12:30　15:00 ～ 19:00
　　　　　　土 9:30 ～ 12:30　15:00 ～ 17:00
●休診日　木・日・祝祭日
●予約不要
●疾患の限定　無

医療法人社団千樹会 ステラ耳鼻咽喉科
〒170-0013
東京都豊島区東池袋 2-45-2 ステラビル 1 F
電話：03-3983-7570
http://www.stella-jibiinkouka.jp/
●診療時間　月～水・金 9:00 ～ 13:00　15:00 ～ 18:00
　　　　　　土 9:00 ～ 12:00　（受付終了はこの 30 分前まで）
●休診日　木・日・祝祭日、土午後
●予約不要
●疾患の限定　無（上咽頭炎、アレルギー性鼻炎を中心にやってい
　　　　　　ますが、診療の上対象の方に行っています）

もちづき耳鼻咽喉科
〒171-0031
東京都豊島区目白 3-14-21 2F
電話：03-5988-7551
http://mochizuki-jibika.com
●診療時間　平日 9:00 ～ 12:30（土 13:00）　14:00 ～ 18:00
●休診日　土午後・日・祝祭日
●予約不要（予約も可）
●疾患の限定　無

せんかわ耳鼻咽喉科
〒171-0043
東京都豊島区要町3-39-5 アジリア千川駅前2階
電話：03-5926-8077
http://kjibi.net/sjibi/
●診療時間　平日10:00～13:00　14:30～19:00
　　　　　　水10:00～13:00　15:30～20:00
　　　　　　土9:00～12:00　13:00～15:00
●休診日　木・日・祝祭日
●予約不要
●疾患の限定　無

医療法人社団M&D おざわクリニック
〒176-0006
東京都練馬区栄町29-1-2F
電話:03-3992-8686
http://ozawa-clinic.jp/
●診療時間　火14:30～18:30　金9:30～12:30
　　　　　　土9:00～12:30 14:00～16:00
●休診日　日・祝祭日
●要予約
●疾患の限定　無

ながにし耳鼻咽喉科クリニック
〒176-0012
東京都練馬区豊玉北4-26-6 D・S・Tクリーンカーム1階101号
電話：03-5912-0087
http://www.naganishi-ent.com/
●診療時間　10:00～13:00　15:00～18:30
●休診日　水・土午後・日・祝祭日
●予約不要
●疾患の限定　無

医療法人社団 菅家耳鼻咽喉科
〒177-0044
東京都練馬区上石神井 3-4-11
電話：03-3594-8733
http://www.kanke-ent.jp/
●診療時間　9:30 ～ 12:30　15:30 ～ 19:00（土は 18:00 まで）
●休診日　木・日・祝祭日
●予約不要
●疾患の限定　無

関町内科クリニック

〒177-0051
東京都練馬区関町北 5-6-1 トパーズハイム 1 階
電話：03-5903-3881
●診療時間　9:00 ～ 12:30　15:00 ～ 18:30
●休診日　水・日・祝祭日、土曜午後
●要予約
●疾患の限定　有（慢性疲労症候群・慢性疼痛）

佐竹耳鼻咽喉科気管食道内科医院

〒181-0013
東京都三鷹市下連雀 3-14-28
電話：0422-43-3273
http://satake-ent-clinic.jp/
●診療時間　9:00 ～ 12:00　15:00 ～ 19:00
●休診日　土午後・日・祝祭日
●予約不要
●疾患の限定　無

喜平橋耳鼻咽喉科

〒187-0044
東京都小平市喜平町 1-7-26
電話：042-332-3387
https://ssl.kihei.jp/
http://park.paa.jp/park2/clinics/1630/businesses/01
●診療時間　8:30 ～ 12:30　14:30 ～ 18:30
●休診日　土午後・日・祝祭日
●予約不要（上記アイチケットの URL から予約も可能）
●疾患の限定　無

鈴木耳鼻咽喉科

〒191-0032
東京都日野市三沢 3-53-9 3F
電話：042-593-8733
http://www.nets.ne.jp/~DrSuzuki/
●診療時間　9:00 ～ 11:30（土 12:30）　15:00 ～ 18:00
●休診日　木、土午後、日・祝祭日
●予約不要
●疾患の限定　無

東京医科大学八王子医療センター 腎臓病センター腎臓内科・血液浄化療法室
〒193-0998
東京都八王子市館町 1163
電話：042-665-5611
http://hachioji.tokyo-med.ac.jp/kdc/
●診療時間　水 15:00 ～ 16:00
●要予約
●疾患の限定　有（IgA 腎症の患者のみ）

稲垣耳鼻咽喉科医院
〒194-0013
東京都町田市原町田6-22-15
電話：042-722-3115
http://inagaki-ent.com/
●診療時間　月～水・金9:00～12:00　14:00～18:00
土9:00～12:00
●休診日　木・土午後・日・祝祭日
●予約不要
●疾患の限定　無

はぎの耳鼻咽喉科
〒194-0041
東京都町田市玉川学園 7-1-6 JUN 玉川学園 1F
電話：042-728-8737
https://www.haginojibika.com/
●診療時間　9:30 ～ 11:45　14:30 ～ 17:45
●休診日　木・日・祝祭日、第 1・3・5 土・火午後
●要予約
●疾患の限定　無

大野耳鼻咽喉科
〒197-0024
東京都福生市牛浜 158 メディカル・ビーンズ 2F
電話：042-530-8714
http://www.t-net.ne.jp/ ～ ohnoentclinic/
●診療時間　9:30 ～ 12:30　15:00 ～ 18:00
●休診日　日・祝祭日、火午前・木午後・土午後
●予約不要
●疾患の限定　無

医療法人社団仁明会 安部医院
〒 202-0015
東京都西東京市保谷町 3-24-2
電話：042-461-0781
http://www.ambe-clinic.com/
●診療時間　9:00 ～ 12:30　15:00 ～ 18:30
●休診日　水午後・土午後・日・祝祭日
●予約不要（初診時）
●疾患の限定　無

日本医科大学多摩永山病院 腎臓内科
〒 206-8512
東京都多摩市永山 1-7-1
電話：042-371-2111
https://www.nms.ac.jp/tama-h/section/nephrology.html
●診療時間（EAT 対応時間）　月 9:00 ～ 11:30　13:30 ～ 15:00
金 9:00 ～ 11:30
●休診日　祝祭日
●要予約
●疾患の限定　有（腎臓病）

医療法人慶和会 いしぐろ耳鼻科
〒 210-0022
神奈川県川崎市川崎区池田 1-6-3 八丁畷クリニックファーム 3F
電話：044-589-8714
http://www.wako-ent.com/keiwa-hatchonawate/
●診療時間　9:00 ～ 12:30（土 13:00）　15:00 ～ 19:00
●休診日　土午後・日・祝祭日
●予約不要
●疾患の限定　無

医療法人社団あえん会 スクエアクリニック
〒 212-0013
神奈川県川崎市幸区堀川町 580 ソリッドスクエア東館 1 階
電話：044-511-4191
https://www.squareclinic.net/
●診療時間　完全予約制
●休診日　土・日・祝祭日
●要予約
●疾患の限定　有（自費診療で通院されている方のみ（副腎疲労外来））

医療法人社団 菅野耳鼻咽喉科

〒 216-0002
神奈川県川崎市宮前区東有馬 3-5-29 KUMANO ビル 1F
電話：044-852-8733
https://suganokai.or.jp/
●診療時間　9:00 ～ 12:30　14:30 ～ 18:00　土 9:00 ～ 13:00
●休診日　木・土午後・日・祝祭日
●予約の方を優先（ホームページをご確認ください）
●疾患の限定　無

おおた耳鼻咽喉科

〒 224-0041
神奈川県横浜市都筑区仲町台 1-2-28 ヨコハマパレス 2F
電話：045-942-3387
http://ota-jibika.jp/
●診療時間　月・火・木・金 9:00 ～ 12:30　15：00 ～ 18：30
土 9:00 ～ 13:00
●休診日　水・日・祝、土午後
●予約不要（診察時間終了 30 分前までに受付を）
●疾患の限定　有（主に後鼻漏や咽頭違和感など耳鼻咽喉科領域の治療。その他疾患に対する EAT は主治医の指示または許可がある方のみ）

医療法人社団松翁会 元町耳鼻咽喉科

〒 231-0861
神奈川県横浜市中区元町 3 丁目 133-9 元町医療モール 4F
電話：045-228-8887
https://www.11ent.com/
●診療時間　9:00 ～ 12:00　14:00 ～ 18:00
土 9:00～13:00　14:00～18:00　日 9:00～13:00
●休診日　祝祭日
●予約不要（WEB 予約可）
●疾患の限定　無

西山耳鼻咽喉科医院

〒 232-0063
神奈川県横浜市南区中里 1-11-19
電話：045-715-5282
https://www.nishiyaent.com/
●診療時間　9:00 ～ 12:00　15:00 ～ 18:00
●休診日　火午後、木、土午後、日・祝祭日
●予約不要
●疾患の限定　有（主に後鼻漏や咽喉頭違和感など耳鼻咽喉科領域の治療。その他疾患に対する EAT は主治医の指示または許可がある方のみ）

医療法人社団 浅井耳鼻咽喉科
〒 233-0001
神奈川県横浜市港南区上大岡東 1-11-32
電話：045-842-0596
http://www.asai-ent.jp/
●診療時間　9:00 ～ 12:00　14:00 ～ 18:00
●休診日　木午後・土午後・日・祝祭日
●予約不要
●疾患の限定　無

かくたに耳鼻咽喉科クリニック
〒 239-0835
神奈川県横須賀市佐原 3-3-6 TANI ビルⅡ 3 階
電話：046-876-7545
http://kakutani-clinic.sakura.ne.jp/ent/
●診療時間　9:00 ～ 12:30　15:00 ～ 18:00
●休診日　水・土午後・日・祝祭日
●予約不要
●疾患の限定　無

西谷耳鼻咽喉科クリニック
〒 240-0052
神奈川県横浜市保土ヶ谷区西谷町 1229-1
電話：045-381-3387
http://nishiya-ent.com/
●診療時間　9:00 ～ 12:30　15:00 ～ 18:30（受付は終了 15 分前まで）土 9:00 ～ 12:30
●休診日　水・日・祝祭日
●予約不要
●疾患の限定　無

戸塚はなむら耳鼻咽喉科
〒 244-0816
神奈川県横浜市戸塚区上倉田町 498-11 第 5 吉本ビル 5 階
電話：045-869-1987
http://totsuka-jibika.com/
●診療時間　8:30 ～ 12:30 15:00 ～ 18:30
●休診日　水・土午後・日・祝祭日
●予約不要
●疾患の限定　有（耳鼻咽喉科関連の疾患に対して B スポット療法を行っています）

浜之上耳鼻咽喉科
〒244-0816
神奈川県横浜市戸塚区上倉田町884-6
電話:045-871-4653
http://hamanoue-clinic.deca.jp/
●診療時間　月・火・金10:00 ～ 12:00　16:00 ～ 18:00
水・土10:00 ～ 12:00
●休診日　木・日・祝祭日・第３土・水午後・土午後
●予約不要
●疾患の限定　無

ゆげ耳鼻咽喉科
〒 250-0872
神奈川県小田原市中里 72-1
電話：0465-27-3325
http://yuge-ent-clinic.com/
●診療時間　9:00 ～ 12:30　15:00 ～ 18:30　土 9:00 ～ 14:00
●休診日　水・日・祝祭日
●予約不要（初診時）
●疾患の限定　無（基本無ですが診察の上で）

河合耳鼻咽喉科医院
〒 252-0804
神奈川県藤沢市湘南台 2-7-8
電話：0466-43-6855
http://www.kawai-ent.jp/
●診療時間　9：00（受付 8：30）～ 12：00（受付 11：30）
15：00（受付 14：30）～ 18：00（受付 17：30）
●休診日　木・土午後・日・祝祭日
●予約不要（混雑時早めに受付終了あり。事前に電話でご確認ください）
●疾患の限定　有（腎臓病）

弓削耳鼻咽喉科
〒 253-0043
神奈川県茅ヶ崎市元町 4-33
電話：0467-86-8368
http://www.yugejibi.com
●診療時間　月～土 9:30 ～ 12:20　月・水・金 15:00 ～ 18:00
●休診日　木・日・祝祭日
●ＨＰを見て事前の連絡をお願いします
●疾患の限定　無

杉田耳鼻咽喉科
〒 261-0004
千葉県千葉市美浜区高洲 3-14-1 和紅ビル 4 階 401 号
電話：043-279-0511
http://www.sugita-ent.com/
●診療時間　月・火・木・金 9:00 ～ 12:00　14:00 ～ 18:00
　　　　　　土 9:00 ～ 12:00　14:00 ～ 16:30
●休診日　水・日・祝祭日
●予約不要
●疾患の限定　無

田井耳鼻咽喉科・アレルギー科
〒 262-0048
千葉県千葉市花見川区柏井 1-3-25
電話：043-259-4577
http://www5b.biglobe.ne.jp/~tanoi/
●診療時間　8:45 ～ 12:30　15:30 ～ 18:30　土 17:00 まで
●休診日　木・日・祝祭日
●予約不要（初診の方は受付終了 1 時間前までに来院ください）
●疾患の限定　無

医療法人社団徳照会 いとう耳鼻咽喉科
〒 274-0824
千葉県船橋市前原東 4-13-3
電話：047-473-8733
http://www.ito-jibika.net/
●診療時間　月～水・金 9:00 ～ 12:00　14:30 ～ 17:00
　　　　　　土 9:00 ～ 12:00　14:30 ～ 16:30
●休診日　木・日・祝祭日
●予約不要
●疾患の限定　無

医療法人社団緑風会 鈴木医院
〒 289-1223
千葉県山武市埴谷 1233
電話：0475-89-1002
http://www.suzuki-iin.net/
●診療時間　9:00 ～ 12:00　15:00 ～ 17:00
●休診日　木・日・祝祭日
●要予約
●疾患の限定　無

医療法人社団伸翠会 山本医院
〒 299-4621
千葉県いすみ市岬町東中滝 719-3
電話：0470-87-9531
●診療時間　月～水・金 9:00 ～ 11:30　14:30 ～ 17:00
土 9:00 ～ 11:00
●休診日　木・日・祝祭日、土午後
●要予約
●疾患の限定　無

結束耳鼻咽喉科
〒 300-0038
茨城県土浦市大町 7-19
電話：029-821-0222
●診療時間　9:00 ～ 12:30　15:00 ～ 17:30（日曜は 8:30 ～ 11:00）
●休診日　木・祝祭日、土午後・日午後
●予約不要
●疾患の限定　無

花澤耳鼻咽喉科
〒 311-4153
茨城県水戸市河和田町 2894-8
電話：029-254-8730
http://www.hanazawa-ent.com/
●診療時間　8:45 ～ 12:00　14:00 ～ 17:00
（詳細はホームページを参照）
●休診日　日・祝祭日
●予約不要
●疾患の限定　無

医療法人藤慈会 藤井病院
〒 313-0016
茨城県常陸太田市金井町 3670
電話：0294-72-5511
http://www.fujii-hospital.com/
●診療時間　9:00 ～ 12:00　14:00 ～ 17:00
●休診日　水午後・日・祝祭日
●予約不要（火・土は午前のみ）
●疾患の限定　無

おくクリニック

〒331-0064
埼玉県さいたま市西区佐知川228-6
電話：048-623-3387
https://www.oku-clinic.jp/
●診療時間　9:00～12:30（土13:00）15:00～18:00
●休診日　水、土午後、日・祝祭日
●要予約
●疾患の限定　無

戸田ファミリア耳鼻咽喉科

〒335-0021
埼玉県戸田市新曽796 ユアースポーツ戸田1階
電話：048-434-4187
https://toda-jibika.jp/
●診療時間　月～金 9:00～12:30　15:00～18:30
土 9:00～13:00
●休診日　水・日・祝日
●予約不要
●疾患の限定　無

戸田耳鼻咽喉科

〒335-0021
埼玉県戸田市新曽2235 ライフコート2F（ドラッグストア セイムス2F）
電話：048-441-8733
http://toda-ent.jp/
●診療時間　月～水・金 9:00～12:00　15:00～17:30
土 9:00～12:00
●休診日　土午後・木・日・祝祭日
●予約不要
●疾患の限定　無

医療法人善龍会 なかがわ耳鼻咽喉科

〒336-0017
埼玉県さいたま市南区南浦和2-42-12 CASSIA南浦和1F
電話：048-811-1231
http://www.nakagawa-jibika.com/
●診療時間　月～金 9:30～12:00　15:00～17:30
土 9:30～12:00
●休診日　木、土午後、日・祝祭日
●予約不要
●疾患の限定　無

医療法人慶和会 武蔵浦和耳鼻咽喉科
〒 336-0022
埼玉県さいたま市南区白幡 4-21-7 武蔵浦和医療ビル 2 階
電話：048-839-4187
http://www.wako-ent.com/keiwa-musashiurawa/
●診療時間　9:00 ～ 12:30（土は 13:00 まで）　15:00 ～ 18:30
●休診日　土午後・日・祝祭日
●予約不要
●疾患の限定　無

とくまる耳鼻咽喉科
〒 336-0026
埼玉県さいたま市南区辻 1-26-8
電話：048-838-3387
http://www.tokumaru-clinic.jp/
●診療時間　月～金 9:00 ～ 12:30　15:00 ～ 18:30
　　　　　　土 9:00 ～ 13:00
●休診日　土午後、日・祝祭日
●予約不要
●疾患の限定　無

小泉医院 遠絡医療センター
〒 340-0016
埼玉県草加市中央 1-1-18 草加整形外科内科 4F
電話：048-927-5370
http://koizumi-enrac.webmedipr.jp
●診療時間　9:00 ～ 12:30　14:30 ～ 18:30（EAT（b スポット療法）は毎週火・金、不定期で土に対応）
●休診日　日・祝祭日
●要予約（お電話にて承ります）
●疾患の限定　無

医療法人慶和会 和光耳鼻咽喉科医院
〒 351-0114
埼玉県和光市本町 2-6 レインボープラザ 3 階
電話：048-467-0889
http://www.wako-ent.com/keiwa-wako/
●診療時間　9:00 ～ 12:30（土は 13:30 まで）　15:00 ～ 19:00
●休診日　土午後・日・祝祭日
●予約不要
●疾患の限定　無

深谷耳鼻咽喉科クリニック

〒355-0072
埼玉県東松山市石橋1816-9
電話：0493-24-3387
http://www.fukayajibika.com/
●診療時間　月～水・金 9:00～12:30　15:00～18:30
　　　　　　土 9:00～12:30　13:30～15:30
●休診日　木・日・祝祭日
●予約不要
●疾患の限定　無

医療法人社団新晴会 小川耳鼻咽喉科気管食道科医院

〒358-0054
埼玉県入間市野田435-1
電話：04-2932-3344
http://www.ogawaiin.com.
●診療時間　月～金 9:30～12:00　14:30～18:00
　　　　　　土・日 9:00～12:00
●休診日　木・祝祭日
●予約不要
●疾患の限定　無

狭山ヶ丘駅前耳鼻咽喉科アレルギー科

〒359-1106
埼玉県所沢市東狭山ヶ丘1-3-1 ソレイユ狭山ヶ丘103
電話：04-2924-3315
https://gaoka-ent.com/
●診療時間　9:00～12:00　15:00～18:00
　　　　　　（木14:00～17:00のみ予約制）
●休診日　水午後、土午後、日・祝祭日
●予約不要
●疾患の限定　無

医療法人社団おかべ耳鼻科

〒363-0011
埼玉県桶川市北1-22-9
電話：048-772-3492
http://r.goope.jp/okabejibika
●診療時間　9:00～12:30　14:30～18:30
●休診日　水午後・土午後・日・祝祭日
●予約不要（予約診療も行っています）
●疾患の限定　無

耳鼻咽喉科 はるクリニック

〒370-0046
群馬県高崎市江木町230-1
電話：027-384-3387
http://haruclinic33.byoinnavi.jp/pc/
●診療時間　9:00～12:00　14:30～18:00
●休診日　水午後・土午後・日・祝祭日
●予約不要
●疾患の限定　無

耳鼻咽喉科 角田医院

〒370-0836
群馬県高崎市若松町145
電話：027-325-8844
●診療時間（受付時間）　月・火・木・金 9:30～12:45
15:00～17:45　土午前のみ
●休診日　水・日・祝日
●要予約（初診時のみ電話予約）
●疾患の限定　無

医療法人 細谷医院（耳鼻咽喉科）

〒370-2316
群馬県富岡市富岡1048
電話：0274-62-0388
●診療時間　9:00～12:00　14:00～18:00（土は13:00まで）
●休診日　水午後・土午後・日・祝祭日
●予約不要
●疾患の限定　無

公立富岡総合病院 外科

〒370-2393
群馬県富岡市富岡2073-1
電話：0274-63-2111
http://www.tomioka-hosp.jp/
●診療時間　水・木 9:00～11:00
●休診日　事前に電話でご確認ください
●予約不要
●疾患の限定　無

医療法人 竹越耳鼻咽喉科医院

〒 371-0021
群馬県前橋市住吉町 1-16-12
電話：027-231-3658
http://takegoshi.byoinnavi.jp/pc/
●診療時間　8:30 ～ 12:30　15:00 ～ 17:30
●休診日　火午後・木午後・土午後・日・祝祭日
●予約不要
●疾患の限定　無

本橋耳鼻咽喉科医院

〒 411-0831
静岡県三島市東本町 1-16-12
電話：055-972-1133
https://motohashi-jibika.com/
●診療時間（西脇医師）　月・火・金 9:00 ～ 12:00
14:00 ～ 17:30　土 9:00 ～ 12:00
●休診日　木・日・祝祭日、土午後
●予約不要（初診のみ、再診の順番は要予約）
●疾患の限定　無

はやし耳鼻咽喉科医院

〒 431-0442
静岡県湖西市古見 671-1
電話：053-574-2315
http://hayashijibika.com/
●診療時間　9:00 ～ 12:00　15:00 ～ 18:30
●休診日　水・土午後・日・祝祭日
●予約不要
●疾患の限定　無

新木耳鼻咽喉科

〒 437-0047
静岡県袋井市西田 25-1
電話：0538-45-1180
http://www.araki-jibika.jp/
●診療時間　9:00 ～ 12:00　15:00 ～ 18:00
土 9:00 ～ 13:00
●休診日　木・日
●インターネット予約または窓口受診も可
●疾患の限定　無

社会医療法人明陽会 成田記念病院腎・糖尿科
〒 441-8029
愛知県豊橋市羽根井本町 134
電話：0532-31-2167
https://www.meiyokai.or.jp/narita/
●診療時間　月〜土 8:30 〜 11:30
●休診日　日・祝祭日
●要予約
●疾患の限定　有（腎臓病）

医療法人良仁会 増森クリニック
〒 454-0962
愛知県名古屋市中川区戸田 3-1717
電話：052-302-8787
http://masumori-clinic.com/
●診療時間　9:00 〜 12:00　16:00 〜 19:00
土 9:00 〜 12:00　14:00 〜 16:00
●休診日　水・日・祝祭日
●予約不要
●疾患の限定　無

港みみ・はな・のどクリニック
〒 455-0015
愛知県名古屋市港区港栄 4-3-5
電話：052-653-1717
https://www.minato-ent.com/
●診療時間　9:30 〜 12:30　15:00 〜 18:00　土 9:00 〜 12:30
●休診日　木・土午後・日・祝祭日
●予約不要
●疾患の限定　無

日比耳鼻咽喉科
〒 461-0045
愛知県名古屋市東区砂田橋 4-1-52 コノミヤ砂田橋店 2F
電話：052-715-3387
http://www.hibi-jibika.com/
●診療時間　9:30 〜 12:30　15:30 〜 18:30
●休診日　木午後・土午後・日・祝祭日
●予約不要
●疾患の限定　無

ばば みみ・はな・のど クリニック
〒 464-0039
愛知県名古屋市千種区日和 1-1-4
電話：052-757-3387
http://baba3387.com
●診療時間　月～金 9:00 ～ 12:00　16:30 ～ 19:30
　　　　　　土 9:00 ～ 13:00
●休診日　木午後・土午後・日・祝祭日
●予約不要（予約可）
●疾患の限定　無

末盛クリニック
〒 464-0821
愛知県名古屋市千種区末盛通 3-6 和田眼科ビル 2F
電話：052-763-5513
http://suemoriclinic.wixsite.com/suemoriclinic
●診療時間　火・木 9:00 ～ 15:00　水・金・土 14:00 ～ 20:00
●休診日　日・月・祝祭日
●要予約
●疾患の限定　無

松永クリニック
〒 465-0035
愛知県名古屋市名東区豊が丘 208
電話：052-773-3312
https://matsunaga-clinic.or.jp/
●診療時間　9:00 ～ 12:00　15:00 ～ 18:00
●休診日　水・日・祝祭日、土午後
●予約不要（耳鼻咽喉科にて対応）
●疾患の限定　無

髙木耳鼻咽喉科医院
〒 466-0044
愛知県名古屋市昭和区陶生町 1-6-2
電話：052-859-5115
http://www.takagi-jibika.com/index.html
●診療時間　月～金 9:00 ～ 12:00　15:30 ～ 18:30
　　　　　　土 9:00 ～ 12:00
●休診日　水・日・祝祭日、土午後
●予約不要
●疾患の限定　無

名古屋市立大学病院腎臓内科

〒 467-8602
愛知県名古屋市瑞穂区瑞穂町字川澄 1
電話：052-851-5511
https://w3hosp.med.nagoya-cu.ac.jp/section/department/jinzo/
●診療時間　11:00 ～ 17:00
●休診日　土・日・祝祭日
●要予約
●疾患の限定　有（腎臓病）

かさしま耳鼻咽喉科クリニック

〒 470-0113
愛知県日進市栄 4-103
電話：0561-72-8733
http://www.kasashima.jp/
●診療時間　9:00 ～ 12:00（土 13:00）　15:30 ～ 18:30
●休診日　木午前・土午後・日・祝祭日
●予約不要
●疾患の限定　無

かとう耳鼻咽喉科クリニック

〒 471-0064
愛知県豊田市梅坪町 6-3-11
電話：0565-37-3387
http://ent-kato.com/
●診療時間　月～水・金 9:00 ～ 12:00　16:00 ～ 19:00
土 9:00 ～ 13:00
●休診日　木・日・祝祭日
●予約不要
●疾患の限定　無

いのうえ耳鼻咽喉科

〒 482-0031
愛知県岩倉市八剱町六反田 17-1
電話：0587-38-4133
https://www.inoue-ent-cl.jp/
●診療時間　9:00 ～ 12:00（土 13:00）15:30 ～ 18:30
●休診日　木、土午後・日・祝祭日
●予約不要
●疾患の限定　無

植田耳鼻咽喉科

〒485-0029
愛知県小牧市中央6-5
電話：0568-42-6331
http://www.uetaent.com/
●診療時間　8:45〜12:00　15:30〜18:45　土8:45〜13:00
●休診日　木・土午後・日・祝祭日
●予約不要（電話予約も可）
●疾患の限定　無

岩塚クリニック

〒486-0824
愛知県春日井市割塚町146
電話：0568-81-4133
http://iwatsuka-clinic.jp/
●診療時間　月〜水・金 8:30〜11:30　15:30〜18:30
木・土 8:30〜11:30
●休診日　木午後・土午後・日・祝祭日
●予約不要
●疾患の限定　無

ひのクリニック

〒491-0859
愛知県一宮市本町3-8-11
電話：0586-72-6363
http://www.hino-clinic.jp/
●診療時間　平日 9:00〜12:00　16:00〜19:00
土 9:00〜12:00　14:30〜16:30
●休診日　水・日・祝祭日
●予約不要
●疾患の限定　無

まもる耳鼻咽喉科

〒507-0038
岐阜県多治見市白山町1-238 ヤマカ駅北ビル1階
電話：0572-22-8733
http://mamoru-clinic.com/
●診療時間　月〜水・金 9:00〜12:00　15:30〜19:00
土 9:00〜13:00
●休診日　木・土午後・日・祝祭日
●予約不要
●疾患の限定　無

岐阜大学医学部附属病院腎臓内科

〒501-1194
岐阜県岐阜市柳戸1-1
電話：058-230-6000
https://www.hosp.gifu-u.ac.jp/medical/jinzounaika/doctorlist.html
●診療時間　月～金午前（外来）
●休診日　木・土・日・祝祭日
●要予約
●疾患の限定　有（IgA腎症）

医療法人相生会 稲川耳鼻咽喉科

〒503-0885
岐阜県大垣市本町1-46
電話：0584-75-3387
http://inagawa-jibika.com/
●診療時間　9:00～12:00　15:30～19:00
●休診日　日・祝祭日
●予約不要
●疾患の限定　無（後鼻漏、めまい、自律神経失調症、肩こり、アレルギーなど）

横山耳鼻咽喉科

〒504-0962
岐阜県各務原市那加吾妻町78
電話：058-382-0223
http://www.yokoyamamimihana.com/
●診療時間　8:30～12:00　15:30～18:30　土8:30～13:00
●休診日　木午後・土午後・日・祝祭日
●予約不要
●疾患の限定　無

ささき耳鼻咽喉科

〒509-5106
岐阜県土岐市泉仲森町2丁目27-1
電話:0572-55-7033
http://www.sasaki-ent-cl.com/
●診療時間　9:00～12:00(土13:00)15:30～19:00
●休診日　木、土午後、日・祝祭日
●予約不要(予約もできます)
●疾患の限定　無

やまかみクリニック

〒 514-0064
三重県津市長岡町 25-1
電話：059-273-5577
http://yamakami-clinic.com/
●診療時間　9:30 ～ 12:30　15:30 ～ 18:30
（土の午後は 15:00 ～ 17:00）
●休診日　木午後・日・祝祭日（学会出張で臨時休診あり）
●要予約（初回は電話にて要相談。再診については基本的に予約なし）
●疾患の限定　有（じんましん・乾癬・アトピー性皮膚炎・掌蹠膿疱症・花粉症・アレルギー疾患・難治性皮膚疾患などの皮膚疾患。栄養療法の患者様。その他詳細はお電話でおたずねください）

にしはら耳鼻咽喉科

〒 523-0898
滋賀県近江八幡市鷹飼町南 3-5-8 OH プラザ 1 番館
電話：0748-37-8714
http://nishihara-shiga.com/
●診療時間　9:00 ～ 12:00　16:00 ～ 19:00
●休診日　水午後・土午後・日・祝祭日
●予約不要
●疾患の限定　無

せの耳鼻咽喉科

〒 525-0023
滋賀県草津市平井 1-19-6
電話：077-563-8741
https://senojibika.web.fc2.com/
●診療時間　9:00～12:30 16:00～19:00（木午後は予約手術のみ）
●休診日　土午後・日・祝祭日
●予約不要
●疾患の限定　無

医療法人 板谷耳鼻咽喉科

〒 525-0037
滋賀県草津市西大路町 8-28-101
電話：077-561-0618
http://www.itaya.or.jp/
●診療時間　月～土 9:00 ～ 12:30
月・火・木・金 15:30 ～ 19:00
●休診日　水午後・土午後・日・祝祭日
●予約不要
●疾患の限定　無

京橋駅前クリニック

〒534-0024
大阪府大阪市都島区東野田町5丁目2-29 サンパティオビル1階
電話：06-6358-3387
https://ent-hasegawa.com/
●診療時間　9:30～13:00(土日14:30)　15:30～19:00
●休診日　水・祝祭日、土午後、日午後
●予約不要(予約もありますので予約優先にはなります)
●疾患の限定　無

医療法人潤優会 松谷クリニック

〒536-0021
大阪府大阪市城東区諏訪1-18-5
電話：06-6789-3366
http://www.matsutani-ent.com
●診療時間　月～水・金・土9:00～12:30　月～水・金16:00～19:30
●休診日　木・土午後・日・祝祭日
●予約不要
●疾患の限定　無

医療法人 はせべ医院

〒537-0022
大阪府大阪市東成区中本 1-10-17
電話：06-6981-1916
http://www.hasebeclinic.com/
●診療時間　9:00 ～ 12:00　16:00 ～ 19:00
●休診日　水・日・祝祭日
●予約不要
●疾患の限定　無

日本橋耳鼻咽喉科医院

〒542-0073
大阪府大阪市中央区日本橋 1 丁目 3-1 三共日本橋ビル 2F
電話：06-6484-2255
http://nipponbashi-ent.com/
●診療時間　月～水・金 9:00 ～ 12:00　15:00 ～ 19:00
　　　　　　土 9:00 ～ 12:00
●休診日　木・土午後・日・祝祭日
●要予約
●疾患の限定　無

医療法人 二村耳鼻咽喉科ボイスクリニック

〒 545-0011
大阪府大阪市阿倍野区昭和町 5-12-16
グレースコートシーダーバレーⅢ 2F
電話：06-6622-2687
http://nimura-ent.com/
●診療時間　月～水・金 9:00 ～ 12:00
14:00 ～ 16:00（音声外来・要予約）
17:00 ～ 19:00　土 9:00 ～ 12:00
●休診日　木・日・祝祭日、土午後
●予約不要（音声外来は要予約）
●疾患の限定　無

すぎまるクリニック

〒 547-0024
大阪府大阪市平野区瓜破 2-1-16　ワイレア 2F
電話：06-6760-3387
http://www.sugimaru-clinic.com/
●診療時間　9:30 ～ 12:30　15:30 ～ 18:30
●休診日　水、土午後、日・祝祭日
●予約不要
●疾患の限定　無

医療法人永成会 田中耳鼻咽喉科

〒 553-0006
大阪府大阪市福島区吉野 3 丁目 21-26 メゾン西梅田 1 階
電話：06-4804-8741
http://www.tanaka-jibika.jp/
●診療時間　9:30 ～ 12:30
月・火・木・金 16:00 ～ 19:00　土 14:00 ～ 17:00
●休診日　水、日・祝祭日
●予約不要
●疾患の限定　無

にしだ耳鼻咽喉科

〒 561-0882
大阪府豊中市南桜塚 2-1-10 コープ桜塚 1 階
電話：06-4867-3020
https://www.nishiday.com/
●診療時間　9:30 ～ 12:30　16:00 ～ 19:00
●休診日　水・日・祝祭日、土午後
●予約不要
●疾患の限定　無

医療法人淳和会 榊原耳鼻咽喉科クリニック

〒 565-0862
大阪府吹田市津雲台 1-1-2 アーバス南千里 301 号
電話：06-6831-3387
http://e33clinic.com/
●診療時間　9:00 ～ 12:30　15:30 ～ 19:00
●休診日　木午後・土午後・日・祝祭日
●予約不要
●疾患の限定　無
※当院のホームページもご覧ください

いまなか耳鼻咽喉科

〒 569-0053
大阪府高槻市春日町 1-26 松岡マンション 1F
電話：072-676-1187
http://imanaka-jibika.com/
●診療時間　9:00 ～ 12:30　16:00 ～ 19:00
●休診日　木、土午後、日・祝祭日
●予約不要（予約システムあり）
●疾患の限定　無

きたにし耳鼻咽喉科

〒 570-0004
大阪府守口市淀江町 3-7 メディトピア守口 2F
電話：06-6902-4133
http://www.kitanishi-ent.jp/
●診療時間　9:00 ～ 12:30　16:30 ～ 19:30
木午前は自由診療（予約のみ）土は 13:30 まで
●休診日　木午後、土午後、日・祝祭日
●予約不要
●疾患の限定　無

京本耳鼻咽喉科

〒 572-0829
大阪府寝屋川市萱島信和町 21-30 シャルム萱島 1F
電話：072-830-0087
https://www.kyomoto-jibika.com/
●診療時間　9:00 ～ 12:00　16:00 ～ 19:00
●休診日　木午後・土午後・日・祝祭日
●予約不要（ネットで当日の順番を取ることが可能です）
●疾患の限定　無

いなおか耳鼻咽喉科
〒 572-0855
大阪府寝屋川市寝屋南 2-1-14-201 号
電話：072-880-3387
http://neya3387.com/
●診療時間　月～水・金 9:00 ～ 12:30　16:00 ～ 19:00
　　　　　　土 9:00 ～ 13:00
●休診日　木・日・祝祭日
●予約不要（ネットで当日の順番をとることが可能）
●疾患の限定　有（上咽頭炎）

とくの耳鼻咽喉科
〒 577-0001
大阪府東大阪市徳庵本町 7-16
電話：06-6748-0960
https://tokunou.jimdo.com/
●診療時間　9:00 ～ 12:30　16:00 ～ 19:30
●休診日　水午後・土午後・日・祝祭日
●予約不要
●疾患の限定　無

医療法人 にしむら耳鼻咽喉科
〒 581-0085
大阪府八尾市安中町 3-7-6 清水本店ビル 2F
電話：072-990-6565
http://nishimura-orl.com/introduction/
●診療時間　9:30 ～ 12:00　15:30 ～ 18:30（共に受付終了時刻）
●休診日　木・日・祝祭日、土午後
●予約不要（ネットで当日の順番をとることが可能）
●疾患の限定　無

村本耳鼻咽喉科
〒 589-0005
大阪府大阪狭山市狭山 1-787 ヴィーブルⅡ 2F
電話：072-365-1733
https://muramotoent.jimdo.com/
●診療時間　9:00 ～ 12:00　16:00 ～ 19:30
●休診日　木・日・祝祭日、土午後
●予約不要
●疾患の限定　無

磯野耳鼻咽喉科

〒590-0022
大阪府堺市堺区中三国ヶ丘町 1-1-2
電話：072-232-0926
http://www.isonojibika.com/index.html
●診療時間　9:30 ～ 12:30　16:00 ～ 19:00
●休診日　火午前・水午後・木午後・土午後・日・祝祭日
●予約不要
●疾患の限定　無

すずもと耳鼻咽喉科

〒590-0521
大阪府泉南市樽井 2-33-27
電話：072-484-2777
http://www.suzumoto-jibika.com/
●診療時間　月・火・木・金 9:00 ～ 12:00　16:00 ～ 19:00
水 9：00 ～ 12：00　土 9：00 ～ 12：30
●休診日　日・祝祭日
●予約不要
●疾患の限定　無

医療法人四つ葉会 ひじい耳鼻咽喉科

〒593-8303
大阪府堺市西区上野芝向ヶ丘町 2-8-2
電話：072-270-4187
●診療時間　9：00 ～ 11：00　16：00 ～ 18：00
●休診日　木・日・祝祭日・金午後・土午後
●予約不要
●疾患の限定　無

おおとり渡邉耳鼻咽喉科

〒593-8327
大阪府堺市西区鳳中町 3-62-30
電話：072-266-0157
https://www.otori-ent.com
●診療時間　月～水・金　9:00 ～ 12:00　16:00 ～ 19:00
土 9:00 ～ 12:00
●休診日　木・日・祝祭日
●予約不要（オンラインでも当日順番予約ができます）
●疾患の限定　無

医療法人hi-mex 耳鼻咽喉科サージクリニック老木医院
〒594-0061
大阪府和泉市弥生町2-14-13
電話：0725-47-3113
http://www.oikiiin.com/
●診療時間　9:00〜12:30　16:00〜19:00
●休診日　火午後・木午後・土午後・日・祝祭日・第5土
●予約不要
●疾患の限定　無

大村耳鼻咽喉科 日帰り手術センター
〒618-0011
大阪府三島郡島本町広瀬5-4-5
電話：075-963-2080
http://omura-ent.or.jp/　http://omura-ent.or.jp/mobile
●診療時間　月・火・金 9:30〜12:30　15:30〜18:30
木・土 9:30〜12:30
●休診日　水・日・祝祭日
●予約不要
●疾患の限定　無

医療法人福耳会 耳鼻咽喉科いぐちクリニック
〒602-0841
京都府京都市上京区御車道通清和院口上る東側梶井町448番59
電話：075-744-1390
http://iguchiclinic.jp/
●診療時間　月・火・木・金 9:30〜12:45　16:00〜19:15
水・土 9:30〜12:45
●休診日　日・祝祭日
●予約不要
●疾患の限定　無

にしはら耳鼻咽喉科
〒604-0802
京都府京都市中京区堺町通り竹屋町上ル橘町82-2 T.K.H ENTビル3階
電話：075-256-8741
http://nishihara-kyoto.com/
●診療時間　9:30〜12:30　16:00〜19:00
●休診日　日・祝祭日、水午後・土午後
●予約不要
●疾患の限定　無

耳鼻咽喉科内藤クリニック

〒 606-0045
京都府京都市左京区上高野深田町 4
電話：075-702-3341
https://naitoentclinic.com/
●診療時間　月～土　9:00 ～ 12:00
　　　　　　月・火・金　16:00 ～ 19:00
●休診日　水午後・木午後・土午後・日・祝祭日
●予約不要
●疾患の限定　無

ひろた耳鼻咽喉科医院

〒 607-8306
京都府京都市山科区西野山中鳥井町 75-1
電話：075-594-1133
http://www.hirota-ent.com/
●診療時間　9:00 ～ 12:30（土 13:00）　16:30 ～ 19:30
●休診日　土午後・木・日・祝祭日
●予約不要（当日順番予約）
●疾患の限定　無

医療法人光風会 すずき耳鼻咽喉科医院

〒 616-8104
京都府京都市右京区太秦下刑部町 170 番地 プレサンスロジェ太秦天神川駅前 1 階
電話：075-861-4133
http://www.suzukient.com/
●診療時間　9:00 ～ 12:30（土は 13:00 まで）　16:30 ～ 19:30
●休診日　木・土午後・日・祝祭日
●予約可
●疾患の限定　上咽頭内視鏡検査の上、判断いたします

おおやま耳鼻咽喉科

〒 630-8441
奈良県奈良市神殿町 694-1
電話：0742-64-3033
http://www.tsuruhara-jibika.net/access
●診療時間　9:30 ～ 12:30　16:00 ～ 19:00　日 10:00 ～ 12:30
●休診日　水･第 2･4 日曜日（7 ～ 9 月は日曜は診療はありません）
●予約不要（ただし電話もしくはホームページより順番予約）
●疾患の限定　無

おおはた耳鼻咽喉科
〒635-0076
奈良県大和高田市大字大谷 758-80 ならコープなんごう内
電話：0745-49-0331
http://www.ohata-jibika.com/
●診療時間　月〜水・金 9:00 〜 12:15　16:00 〜 19:15
　　　　　　木 9:00 〜 12:15　土 9:00 〜 12:45
●休診日　木午後・土午後・日・祝祭日
●予約不要
●疾患の限定　無

谷山耳鼻咽喉科クリニック
〒639-0266
奈良県香芝市旭ケ丘 5-36-14
電話：0745-71-1133
http://taniyama-ent.com/
●診療時間　9:00 〜 12:00　16:00 〜 19:00
●休診日　日・祝祭日、水午後・土午後
●予約不要
●疾患の限定　無

医療法人清医会 九鬼耳鼻咽喉科
〒640-8315
和歌山県和歌山市津秦 3-26
電話：073-473-8733
●診療時間　月〜土 9:30 〜 12:30　月・水・金 15:00 〜 18:00
●休診日　日・祝祭日
●予約不要（ただし電話予約可　050-5840-0688）
●疾患の限定　無

医療法人清医会 九鬼クリニック耳鼻咽喉科
〒649-0303
和歌山県有田市新堂 56-1
電話：0737-85-1187
http://www.myclinic.ne.jp/kuki_cln/pc/index.html
●診療時間　9:00 〜 12:00　15:30 〜 18:30
●休診日　木・日、土午後
●予約不要
●疾患の限定　無

いちご耳鼻咽喉科 藤原クリニック
〒 649-6246
和歌山県岩出市吉田 319-10
電話：0736-63-0701
http://3387ichigo.com/
●診療時間　9:00 ～ 12:00　15:30 ～ 18:30
●休診日　土午後・日・祝祭日
●予約不要
●疾患の限定　無

きむ耳鼻咽喉科
〒 651-0073
兵庫県神戸市中央区脇浜海岸通 2-2-3 ケーズデンキ HAT 神戸店 3F
電話：078-242-3387
http://www.hat-mimi.com/
●診療時間　月～水・金 9:00 ～ 12:00　16:00 ～ 19:00
木 9:00 ～ 12:00　土 9:00 ～ 13:00
●休診日　木午後・土午後・日・祝祭日
●予約不要（予約も可）
●疾患の限定　無

にしむら耳鼻咽喉科
〒 654-0055
兵庫県神戸市須磨区須磨浦通 4-7-11 2F
電話：078-736-3387
http://www.nishimura-ent.com/
●診療時間　9:30 ～ 12:30（土 13:00）　16:00 ～ 19:30
●休診日　木午後・土午後・日・祝祭日
●予約不要
●疾患の限定　無

医療法人社団船曳医院 船曳耳鼻咽喉科医院
〒 657-0028
兵庫県神戸市灘区森後町3-5-41
電話：078-851-6377
http://www.funabiki-ent-clinic.com/
●診療時間　月～水・金・土9:30～12:30　火・金15:30～18:30
（水午後はめまい専門外来）
●休診日　木・土午後・日・祝祭日
●予約不要
●疾患の限定　無

たぶち耳鼻咽喉科
〒658-0051
兵庫県神戸市東灘区住吉本町 1-1-2 住吉駅 NK ビル 2F
電話：078-856-4187
http://tabuchi-ent.com/
●診療時間　月～金 9:30 ～ 12:30　15:30 ～ 18:30
　　　　　　土 9:30 ～ 12:30
●休診日　木、土午後、日・祝祭日
●予約不要
●疾患の限定　無

耳鼻咽喉科 藤木クリニック
〒658-0081
兵庫県神戸市東灘区田中町 1-11-20 コマツグリーンビル 2 階
電話：078-412-3387
http://fujiki-clinic.com/
●診療時間　月～金 9:00 ～ 12:30　16:00 ～ 19:00
　　　　　　土 9:00 ～ 13:00
●休診日　水、土午後、日・祝祭日
●予約不要（ホームページからの診療順番予約を推奨）
●疾患の限定　無

医療法人社団 おぎの耳鼻咽喉科
〒661-0012
兵庫県尼崎市南塚口町 2-17-12
電話：06-6429-8787
●診療時間　月・火・金 9:30 ～ 12:30　15:00 ～ 19:15
　　　　　　土 9:00 ～ 14:00　水は EAT を行いません
●休診日　木・日・祝祭日
●予約不要
●疾患の限定　無（基本的に 20 歳以上）

医療法人社団 いがらし耳鼻咽喉科
〒661-0035
兵庫県尼崎市武庫之荘1-5-7 三杉ビル5F
電話：06-4962-3311
http://igarashijibika.com/
●診療時間　9:00～12:00　15:30～18:30
●休診日　日・祝祭日・木午後・土午後
●予約不要
●疾患の限定　無

尼崎駅前耳鼻咽喉科のざわクリニック
〒661-0976
兵庫県尼崎市潮江1-3-43 2F
電話：06-6496-4187
http://nozawa-clinic.jp/
●診療時間　9:00〜12:30　16:00〜19:00
●休診日　水午後・土午後・日・祝祭日
●予約不要
●疾患の限定　無

みみ・はな・のど　しのみやクリニック
〒662-0015
兵庫県西宮市甲陽園本庄町9-13 フルール甲陽園駅前1F
電話：0798-73-8733
http://www.shinomiya-ent.com/
●診療時間　月〜水・金9:00〜12:00　15:30〜19:00
土9:00〜13:00
●休診日　木・土午後・日・祝祭日
●予約不要
●疾患の限定　無

さいとう耳鼻咽喉科クリニック
〒662-0075
兵庫県西宮市南越木岩町 11-10
電話：0798-71-3387
http://saitoent.com/
●診療時間　月・火・木・金 9:00 〜 12:00　15:30 〜 19:00
土 9:00 〜 13:00
●休診日　水・日・祝祭日
●予約不要（オンラインでも当日順番予約ができます）
●疾患の限定　無

里皮フ科・小児科クリニック
〒663-8024
兵庫県西宮市薬師町 2-56 クリニックステーション西宮北口 2-B
電話：0798-69-3112
https://satohifuka-shonika.com/
●診療時間　木 15:00 〜 18:00（施術者のいる時間帯）
●予約不要
●疾患の限定　無

しおみ耳鼻咽喉科クリニック
〒663-8024
兵庫県西宮市薬師町8-15 薬師メディタウン102
電話：0798-64-8711
http://www.shiomi-clinic.com/
●診療時間　9:30～12:30　15:00～18:00
●休診日　木、土午後、日・祝祭日（火午後は手術及び検査）
●予約不要ですがお電話ください
●疾患の限定　無

佐藤耳鼻咽喉科
〒664-0007
兵庫県伊丹市北野2-98 OMTビル2F
電話：072-783-8007
http://www.satou-jibika.com/
●診療時間　平日9:00～12:00　16:00～19:00
　　　　　　土9:00～12:00
●休診日　土午後・日・祝祭日
●予約不要
●疾患の限定　無

医療法人社団天命堂 金川耳鼻科皮膚科
〒665-0881
兵庫県宝塚市山本東3-14-7 日之出メディカス
電話：0797-89-7035
http://dr-kanagawa.com/
●診療時間　8:30～13:00　16:00～20:00
●休診日　木・日・祝祭日、土午後
●予約不要
●疾患の限定　無

里皮フ科クリニック
〒669-3465
兵庫県丹波市氷上町横田627-1
電話：0795-80-1201
http://satohifuka.clinic/
●診療時間　8:45～12:00　15:00～18:00
●休診日　木、日、祝祭日、土午後
●予約不要
●疾患の限定　無

総合医療センター 福田内科クリニック
〒 690-0015
島根県松江市上乃木 9-4-25
電話：0852-27-1200
http://tougouiryou-fukudaclinic.com/clinic.html
●診療時間　月～金 8:30 ～ 12:00　15:00 ～ 18:00
土 8:30 ～ 12:30
●休診日　日・祝祭日
●予約不要
●疾患の限定　無

医療法人清藤会　芳賀佐山診療所
〒 701-1221
岡山県岡山市北区芳賀 5112-103
電話：086-284-7272
http://hagasayamaclinic.jp
●診療時間　9:00 ～ 12:00　15:30 ～ 18:30
●休診日　水午後、土午後、日・祝祭日
●要予約
●疾患の限定　無　※内科医で内視鏡なしのシンプルEATを行っています。

おのだ耳鼻咽喉科医院
〒 706-0012
岡山県玉野市玉 6-8-6
電話：0863-31-6330
https://www.onoda-jibika.com/
●診療時間　火・水・金 9:00 ～ 12:00　15:00 ～ 18:30
土 9:00 ～ 14:00
●休診日　月・木・日・祝祭日
●予約不要（オンライン予約もできます。前日まで）
●疾患の限定　無

たち耳鼻咽喉科
〒 710-0837
岡山県倉敷市沖新町 2-7 ピアチェーレ 1F
電話：086-422-3387
https://tachi-jibi.com/
●診療時間　月～水・金 9:00 ～ 12:30　15:00 ～ 18:00
木・土 9:00 ～ 12:30
●休診日　木午後・土午後・日・祝祭日
●予約不要
●疾患の限定　無

医療法人社団 日本鋼管福山病院

〒 721-0927
広島県福山市大門町津之下 1844
電話：084-945-3106（代表）
●診療時間　木 13:30 ～ 15:30（腎臓病専門外来。担当：和田健太朗医師）
●休診日　上記以外
●要予約
●疾患の限定　有（腎臓病）
※当院では EAT を行っていません。近隣の耳鼻科開業医の先生と腎臓病外来で連携のうえ、診療、EAT を行っています。

医療法人 みやけ耳鼻咽喉科アレルギー科

〒 731-5133
広島県広島市佐伯区旭園 2-17
電話：082-573-6667
http://www.miyake-jibika.com/
●診療時間　平日 9:00 ～ 11:30　15:00 ～ 17:00
　土 9:00 ～ 11:30　13:00 ～ 15:00
●休診日　木・日・祝祭日（土曜は新患の受付はありません）
●要予約
●疾患の限定　無

医療法人 くだまつ美里ハートクリニック

〒 744-0073
山口県下松市美里町 4-10-25
電話：0833-48-3310
http://www.km-heartclinic.jp/
●診療時間　8:30 ～ 12:30 14:30 ～ 18:00
●休診日　日・祝祭日・第２木・木午後・土午後
●予約不要
●疾患の限定　無

医療法人浩然会 耳鼻咽喉科かめやまクリニック

〒 753-0089
山口県山口市亀山町 5-8
電話：083-901-5550
http://www.kameyama-cl.com/
●診療時間　月～金 8:45 ～ 12:00　月～水・金 14:30 ～ 18:30
　土 8:45 ～ 14:00
●休診日　木午後・日・祝祭日
●予約不要
●疾患の限定　無

医療法人社団 田原耳鼻咽喉科医院

〒756-0813
山口県山陽小野田市住吉本町1-5-27
電話：0836-83-3428
●診療時間　月～金 9:00～12:30　14:00～18:00（土16:00）
●休診日　木午後、日・祝祭日
●予約不要
●疾患の限定　無

医療法人社団龍里会 わたなべ耳鼻咽喉科

〒761-8077
香川県高松市出作町字東原281-1
電話：087-889-8733
http://nabejibi.jp/
●診療時間　月～土 8:30～12:00　月～水・金 15:00～19:00
土 14:00～17:00
●休診日　木午後・日・祝祭日
●予約不要
●疾患の限定　無

医療法人創真会 こさい耳鼻咽喉科

〒780-0981
高知県高知市一ツ橋町2-169-1
電話：088-825-3387
https://www.kosai-jibika.or.jp/
●診療時間　8:30～12:30　14:30～18:30（土17:30）
●休診日　木・日・祝祭日
●予約不要
●疾患の限定　無

山口耳鼻咽喉科クリニック

〒790-0045
愛媛県松山市余戸中1丁目2-1
電話：089-973-8787
http://home.e-catv.ne.jp/jibika/
●診療時間　月～土 9:00～12:00
14:00～18:00（土16:00まで）日 10:00～12:00
●休診日　水午後・年末年始・祝祭日
●予約不要
●疾患の限定　無

さくらめんと耳鼻咽喉科

〒790-0062
愛媛県松山市南江戸 3-1-60
電話：089-995-8781
https://www.sacramento-jibika.com
●診療時間　9:00 ～ 12:30　14:30 ～ 18:30
●休診日　水午後、土午後、日・祝祭日
●予約不要
●疾患の限定　無

医療法人 せごえ耳鼻咽喉科

〒791-8084
愛媛県松山市石風呂町 1-20
電話 :089-952-3301
http://www.segoe-ent.com/
電話 :089-952-3301
●診療時間　9:00 ～ 12:00　14:30 ～ 17:30
●休診日　水、木、土午後、日・祝祭日
●予約不要
●疾患の限定　無

くが耳鼻咽喉科

〒799-2430
愛媛県松山市北条辻 826-5
電話：089-993-0678
http://www.kuga.or.jp/
●診療時間　月～土 9:00 ～ 12:00
14:00 ～ 18:00（土 17:00 まで）
●休診日　木午前・日・祝祭日
●要予約
●疾患の限定　無

医療法人社団天翠会 小倉きふね病院

〒802-0073
福岡県北九州市小倉北区貴船町 3-3
電話：093-941-4550
http://www.tensuikai.or.jp/kokura-kifune/index.html
●診療時間　火 9:00 ～ 11:45（初診受付は 11:00 まで）
木 9:00 ～ 11:45
●予約不要
●疾患の限定　無

葉子クリニック
〒805-0016
福岡県北九州市八幡東区高見 3-3-13
電話：093-651-0880
http://www.yoko-clinic.net
●診療時間　9:00 ～ 12:00　14:30 ～ 18:00
●休診日　日・月・祝祭日
●要予約
●疾患の限定　無

安増医院
〒810-0055
福岡県福岡市中央区黒門9-7
電話：092-741-3022
●診療時間　9:00～12:00　14:30～17:00
●休診日　水・日・祝祭日
●予約不要
●疾患の限定　無

耳鼻咽喉科 工藤こうじクリニック
〒811-3209
福岡県福津市日蒔野5-14-1
電話：0940-34-9077
http://kudokojiclinic.com/
●診療時間　9:00～12:30 14:00～18:00
●休診日　水午後・土午後・日・祝祭日
●要予約
●疾患の限定　無

みらいクリニック
〒812-0013
福岡県福岡市博多区博多駅東 1-13-31 駅東サンシティビル 6F
電話：092-415-2153
https://mirai-iryou.com/
●診療時間　9:30 ～ 13:00　14:30 ～ 18:30（土 16:30 まで）
●休診日　月・日・祝祭日
●要予約
●疾患の限定　無

医療法人 西耳鼻咽喉科医院
〒 814-0031
福岡県福岡市早良区南庄 2-13-12
電話：092-846-1377
http://nishi-jibiinkoukaiin.com/
●診療時間　平日 9:00 ～ 12:30 14:00 ～ 18:00
土 9:00 ～ 12:30 14:00 ～ 16:00
●休診日　日・祝祭日
●土曜日 EAT 外来（予約可）
●疾患の限定　無

医療法人 田中宏明・内科胃腸科クリニック
〒 814-0142
福岡県福岡市城南区片江 4-1-6
電話：092-864-0007
http://hiroaki-clinic.jp/
●診療時間　月～水・金 9:00 ～ 18:00　木・土 9:00 ～ 13:00
●休診日　日・祝祭日・盆休・年末年始・その他学会参加時等
●予約不要（E-EAT は原則として要予約・枠があれば随時可）
●疾患の限定　無

本田耳鼻咽喉科医院
〒 816-0844
福岡県春日市上白水 3-81　春日総合クリニックビル 2F
電話：092-584-5553
http://hondajibika-fukuoka.com/
●診療時間　月・火・木・金 9:00 ～ 12:30、14:30 ～ 18:00
水・土 9:00 ～ 12：30
●休診日　水午後・土午後・日・祝祭日
●予約不要
●疾患限定　無

医療法人 安元耳鼻咽喉科医院
〒 818-0071
福岡県筑紫野市二日市西 1-6-1
電話：092-922-2308
http://www.yasumoto-ent.com/
●診療時間　月・火・木・金 8:30 ～ 12:30　14:00 ～ 17:00
水 8:30 ～ 12:00　土 8:30 ～ 12:30
●休診日　日・祝祭日
●予約不要
●疾患の限定　無

矢野耳鼻咽喉科
〒819-0006
福岡県福岡市西区姪浜駅南 2-1-34
電話 :092-883-3859
http://yano-ent.com
●診療時間　月～水・金 8:40 ～ 12:00　14:00 ～ 17:00
　　　　　　土 8：40 ～ 12：00
●休診日　木・日・祝祭日
●要予約
●疾患の限定　有（慢性副鼻腔炎、アレルギー性鼻炎の難治例）

ささの耳鼻咽喉科クリニック
〒850-0015
長崎県長崎市桜馬場 1-4-17
電話：095-829-0801
http://www.sasano-ent.com/
●診療時間　9:00 ～ 13:00　14:30 ～ 18:00
　　　　　　木 9:00 ～ 13:00　土 9:00 ～ 16:00
●休診日　日・祝祭日
●予約不要
●疾患の限定　無

医療法人優和会 こうの内科医院
〒859-3702
長崎県東彼杵郡波佐見町湯無田郷 128-14
電話：0956-20-7500
http://kohno-iin.jp/
●診療時間　月～金 8:30 ～ 12:00　14:30 ～ 18:00
　　　　　　土 8:30 ～ 12:30
●休診日　日・祝祭日
●予約不要
●疾患の限定　無

宇野耳鼻咽喉科・アレルギー科医院
〒861-2107
熊本県熊本市東区秋津新町 1-1
電話：096-368-2628
●診療時間　月～水・金 9:00 ～ 12:30　14:30 ～ 18:00
　　　　　　木 9:00 ～ 12:30
　　　　　　土 9:00 ～ 14:00
●休診日　日・祝祭日
●予約は併用（ウォークインは不要）
●疾患の限定　有（腎臓病は基本的に扱いません。不明熱・慢性疲労症候群・頭痛・肩こり含む）

医療法人社団東医会 松田医院和漢堂

〒861-4223
熊本県熊本市南区城南町藤山 360-2
電話：0964-28-3331
http://www.matsudaclinic.com/
●診療時間　8:30 ～ 12:30　14:00 ～ 18:00
●休診日　日・祝日、木午後
●要予約
●疾患の限定　無

髙木耳鼻咽喉科

〒890-0054
鹿児島県鹿児島市荒田 2-11-2
電話：099-256-6723
●診療時間　9:00 ～ 12:00　14:00 ～ 18:00（土は 14:00 ～ 15:30）
●休診日　木・日・祝祭日
●予約不要
●疾患の限定　無

吉福耳鼻咽喉科・皮膚科

〒891-0104
鹿児島県鹿児島市山田町 646-1
電話：099-800-7766
https://yoshifuku-clinic.com/
●診療時間　9:00 ～ 13:00　14:00 ～ 18:00
●休診日　水午後・土午後・日・祝祭日
●要予約
●疾患の限定　無

せんだい耳鼻咽喉科

〒895-0211
鹿児島県薩摩川内市高城町 1945-1
電話：0996-20-3311
http://www.sendai-ent.jp/
●診療時間　月～水・金 8:30 ～ 17:30　土 8:30 ～ 14:30
●休診日　木・日・祝祭日
●要不要
●疾患の限定　有（後鼻漏、咽頭異常感症）

耳鼻咽喉科かおる医院
〒 901-0302
沖縄県糸満市潮平 705-4
電話：098-994-1133
http://www.kaoruiin.com/
●診療時間　平日 9:30 ～ 12:00　14:30 ～ 18:30（木は午前のみ）
　　　　　　土 9:30 ～ 12:00　14:00 ～ 17:00
●休診日　木午後・日・祝祭日
●予約不要
●疾患の限定　無

琉球大学医学部附属病院 耳鼻咽喉科・頭頸部外科
〒 903-0215
沖縄県中頭郡西原町字上原 207 番地
電話：098-895-3331
https://ent-ryukyu.jp/
●診療時間　月・水・木
●休診日　土・日
●要予約（要紹介状）
●疾患の限定　無

琉球大学医学部附属病院 第三内科高血圧・腎臓内科
〒 903-0215
沖縄県中頭郡西原町字上原 207 番地
電話：098-895-1150
http://www.naika3.med.u-ryukyu.ac.jp/
●診療時間　月・水～金
●休診日　土・日
●新患は要紹介状・要予約（医療機関からの申込みに限る）
●疾患の限定　有（腎臓病）

医療法人結 とみやま耳鼻咽喉科
〒 907-0024
沖縄県石垣市新川 2427 カメヤンコート 101
電話：0980-88-8741
http://tomiyama-jibika.net/
●受付時間　月～水・金 8:45 ～ 11:45　14:45 ～ 17:30
　　　　　　土 8:45 ～ 11:45　13:45 ～ 15:45
●休診日　木・日・祝祭日
●予約不要
●疾患の限定　無

著者紹介

堀田 修（ほった・おさむ）

1957年、愛知県生まれ。1983年、防衛医科大学校卒業。医学博士。

日本病巣疾患研究会理事長。日本腎臓学会評議員。IgA腎症根治治療ネットワーク代表。

2001年にIgA腎症の根治治療である扁摘パルス療法を米国医学雑誌『Am J Kidney Disease』に発表。日本のIgA腎症診療が激変するきっかけとなった。

2011年9月に「木を見て森も見る医療」の拠点として仙台市内に医療法人モクシン堀田修クリニック－HOC－を開設。

現在、堀田修クリニック（宮城）、大久保病院（東京）、成田記念病院（愛知）でIgA腎症専門外来を行う。

著書に『病気が治る鼻うがい健康法』（KADOKAWA）、『道なき道の先を診る』（医薬経済社）など。

●医療法人モクシン堀田修クリニックーHOCー　http://hoc.ne.jp/
●日本病巣疾患研究会　http://jfir.jp/
● IgA腎症根治治療ネットワーク　http://www.iga.gr.jp/

つらい不調《ふちょう》が続《つづ》いたら
慢性上咽頭炎《まんせいじょういんとうえん》を治《なお》しなさい　〈検印省略〉

2018年　2月　26日　第　1　刷発行
2025年　4月　6日　第　37　刷発行

著　者――堀田 修（ほった・おさむ）
発行者――田賀井 弘毅
発行所――株式会社あさ出版
〒171-0022　東京都豊島区南池袋2-9-9 第一池袋ホワイトビル 6F
電　話　03（3983）3225（販売）
　　　　03（3983）3227（編集）
F A X　03（3983）3226
U R L　http://www.asa21.com/
E-mail　info@asa21.com

印刷・製本（株）シナノ

note　http://note.com/asapublishing/
facebook　http://www.facebook.com/asapublishing
X　https://x.com/asapublishing

ISBN978-4-86667-026-3 C2077